JN201323

名医の追放

滋賀医科大病院事件の記録

黒藪哲哉 著

緑風出版

目次

名医の追放——滋賀医科大病院事件の記録

3章 謎の二週間になにが起きたのか 65

4章 カルテ不正閲覧事件とピラミッド型組織 85

5章 名医を追放するための論理 109

エピローグ　事件と患者達のその後

プロローグ　生体実験と医療倫理

ジュネーブ宣言とは、一九四八年に開かれた第二回世界医師会総会で決議された医師の国際的な倫理綱領である。これまで改訂を重ね、最新のものは二〇一七年一〇月に公布された。「私は自分の人生を人間への奉仕に捧げることを厳かに誓います」、「私は自分の仕事を良心と尊厳を持って行います」、「私の患者の健康を第一に考慮します」など、「私は」で始まる医師としての誓いが一三項目に渡って宣言されている。

日本医師会参与で弁護士の畔柳達雄氏の解説によると、「この宣言文は、たとえば新人医師が医師会などの専門職団体・組織に入会する際に読み上げることを予定した文章である」。

二〇一九年二月九日、前立腺癌の治療を実施してきた滋賀医科大学医学部附属病院（以下、滋賀医科大病院）の岡本圭生医師が、職場で発覚した事件について口を開いた。「執刀」の経験がまったくない医師による特殊で高度な手術を、実施寸前で止めたというのである。

「わたしにはなんのバックも派閥もありません。ジュネーブ宣言に代表される医師の国際倫理綱領では、医師はどんな時にも、患者のために行動せよと謳っています。そのためには、国家権力や組織の圧力にも屈してはいけないと宣言しています。医師は、兵隊と別の用途で戦争や人権侵害などに悪用されることがあり、そうした大戦の反省に立って、倫理綱領ができたのです。わたしはそれを忠実に実行しただけです」

医師の国際倫理綱領としては、ジュネーブ宣言の外に　ヘルシンキ宣言もある。これは

「人間を対象とする医学研究の倫理的原則の文書」で、たとえば「医学研究の主な目的は新しい知識を得ることであるが、この目標は個々の被験者の権利および利益に優先することがあってはならない」などと謳っている。人体実験を厳しく禁止していることは言うまでもない。

日本は、ジュネーブ宣言もヘルシンキ宣言も批准している。第二次世界大戦中、軍の命令により関係者が実施した生体実験を繰り返さないために、これらの宣言は作成されたのである。ナチスは、骨、筋肉、神経を切除して再生させる生体実験やマラリアに感染させて薬剤の効力を調べる生体実験、それに被験者に海水だけを飲ませてどこまで生存できるかを調べる生体実験などをおこない、数千人の生命を奪った。

旧日本軍の七三一部隊は、生物兵器の開発や生物兵器による被曝がもたらす傷病の治療法開発などを目的に生体実験を繰り返した。犠牲者はやはり数千人と言われている。

さらに九州大学でも生体解剖実験がおこなわれた。この事件は、遠藤周作の小説『海と毒薬』のモデルになっており、そこには組織の圧力に屈して教授や軍部のロボットと化し、生体実験になんの罪悪感も感じない医局員らが克明に描かれている。

有力な教授たちの最大の関心事は、次期医学部長の椅子をわが手に確保できるかどうかに向けられている。助教授の方はといえば、これは又教授のポストをねらって業績稼ぎに余念がなく、そのためには、貧しい療養患者を危険な新型手術の材料にすることも辞さない。

遠藤周作著『海と毒薬』

太平洋戦争の終結からすでに七〇年が過ぎた。日本は戦争犯罪の真摯な検証を経ないまま、復興を遂げた。大学病院の医局制度も戦前・戦中のまま残された。

滋賀医科大病院で起きた事件は、生体を使った人体実験ではないけれど、「執刀」が未経験の医師が、患者に未経験を隠したまま、教授の命令に従って「執刀」を断行しようとしたという点では、かつての九州大学生体解剖事件にかかわった医局員の精神構造と重なる部分がある。

実際、事件が発覚したあと記者会見した患者の一人は、「わたしたちはマルタではない」と、自分の心情を語った。「マルタ」とは、七三一部隊が命名していた中国人被験者のことである。

滋賀医科大病院は、「執刀」を中止させた岡本医師を大学病院から追放しようとしている。さらに深刻なのは、周囲のだれもそれを止めようとしないことである。

岡本医師は、一九六〇年に生まれた。この事件を取材しているわたしは一九五八年に生まれた。われわれの世代は、日本が高度経済成長のレールの上を走り始めた時代に幼少期を過ごしたのである。学校教育の中で「目上の人」に対しては従順に振る舞うことが、幸福への道という価値観を押し付けられた世代である。

一九六六年に当時の文部省の中央教育審議会は、「期待される人間像」と題する答申を出している。これは「目上の人」に対して、「期待される人間像」の育成を目指すための国策であった。当時、目上の人に対して自論を主張したり、内部告発することは、組織に対する反逆であり、絶対におこなってはならないという不文律が社会通念化していた。

われわれの世代が押しつけられた価値観からすれば、岡本医師は「執刀」が未経験の医師による「執刀」を見てみぬふりをすることもできた。岡本医師の実績からすれば、ほんの一瞬だけ手術の手技訓練に目をつぶれば、学閥社会の階段を順調に上り、国立大学の教授にもなれたかも知れない。

が、岡本医師は、患者の命を見殺しにできなかった。事実、朝日新聞の出河雅彦(いでがわまさひこ)記者に対して、次のように語っている。

「教授の言いなりに准教授（注：未経験の手術の「執刀」を命じられた人物）の治療に加担したら自殺するしかないとまで思い詰めました。職を追われることになっても、医の倫理に反する行為を止めなければ、患者の人権と医療を守ることはできないと考えたのです」

「スタンピード現象」という言葉がある。この言葉を日本で最初に使ったのは、『ああ、繁栄』(改題は「洪水はわが亡き後に来たれ」)などのルポルタージュを遺した元共同通信の記者、故斎藤茂男さんである。シマウマなど群れをなしてサバンナに棲息する野生動物のボスが東へ駆け出すと、群れ全体がボスを追って一斉に東へ駆け出す。ボスが西へ進路を変えると、群れも同じ方向へ舵を切る。斎藤さんは日本のマスコミの実態に警鐘を鳴らして、「スタンピード現象」という言葉を使ったのだが、同じことがメディア業界だけではなく、日本のいたるところで起きている。医学界もその例外ではない。

岡本医師が実践した医療とは何か。なぜ事件に巻き込まれ、なぜ抵抗するのか。わたしはこの点に興味を持ち、関係者から話を聞くために、全国各地へ足を運ぶようになった。

事件の舞台となった滋賀医科大病院は、大小のビルや民家が林立する滋賀県大津市の中心部から隔離された丘陵地帯の中にある。二〇一九年三月、わたしが現地へ足を運んだ時は、雨間のほのかに白い空にも、冬枯れた雑木の林にも春の気配が漂い始めていた。

病舎を写真撮影していると、自転車に乗ったひとりの初老の男性が近づいてきて、

「何をしているのですか?」

と、不信の目を向けた。

「写真撮影です」

「あなたはどなたですか」

「メディアの関係者です」

男性は、疑い深い目でわたしをにらみ続けたが、黙り込んだままだった。一言も言葉を発しないまま立ち去った。

1章　岡本メソッドの誕生

癌の宣告を受けたとき、患者は治療方法の選択を迫られる。医療が進歩したとはいえ、癌はまだ完全には征服されておらず、癌宣告を受けた患者の多くは暗い想像に苛(さいな)まれながら、治療方法を探る。

かつては医師の治療方針に患者が忠実に従うのがあたりまえとされていた。しかし、治療の選択肢が増え、しかも患者の権利を尊重する時代になると、最終的には患者が自分の意思で治療法を決めることになる。

二〇一九年の一月からわたしは、滋賀医科大病院の岡本圭生医師が前立腺癌患者に対して実施している小線源治療をめぐる事件の取材を始めた。

小線源治療とは、放射線を放つ小さなシード線源を前立腺に埋め込んで、そこから放される放射線で癌細胞を破壊する治療である。

小線源治療そのものは、滋賀医科大病院とは別の医療機関でも実施されているが、同病院の岡本医師が開発した岡本メソッドの特徴は、非常に高い線量で癌細胞を完全に死滅させながらも、尿道や直腸といった障害を起こしてはならない臓器への放射線障害をできるだけ軽微にとどめるという画期的なものである。

その治療方法の開発者・岡本医師を大学病院から追放する方針と、それに伴う岡本メソッドの実施中止、さらには癌患者の切り捨てという連鎖を生むこの事件の取材対象として、わたしが最初に選んだのは、岡本医師と患者たちだった。まず、小線源治療がどのようなものので、患者らがどのような経緯を経て岡本医師の外来を受診したのか、さらには岡本メソッドの評価を知りたいと思ったからだ。

摘出手術に抵抗感

東京都の伊藤明（仮名）さんは、前立腺癌の検診でPSA検査とよばれる血液検査を受け、癌の可能性を指摘された。PSA検査というのは、腫瘍マーカーの一種で、年令により標準値に若干の幅があるが、数値がおおむね四ng／mℓを超えると精密検査の対象となる。伊藤さんは二〇一四年の検査でPSAの数値が六ng／mℓを超えた。

そこで大学病院で精密検査を受けたところ、このまま治療をしなければ、将来、癌が転移する可能性が高いと告げられた。癌は前立腺の両葉に広がっていた。幸いに転移はなかった。医師が、

「どうしましょうか」

と、伊藤さんに尋ねた。

伊藤さんは前立腺癌の治療法について、あらかじめ調べていたので、

「放射線治療を希望します」

と、答えた。ここでいう放射線治療とは、外照射による治療を意味する。小線源治療のことではない。

「当院では高リスクの癌に対して放射線治療はおこなっていません」

医師の言葉に伊藤さんは落胆した。医師は、摘出手術を勧めた。しかし、伊藤さんはどうしても摘出手術を受ける気持にはなれなかった。摘出手術をした場合、尿漏れの合併症を起こしやすいと聞いていたからだ。

「摘出手術をした場合、どのくらいの割合で再発しますか」

「少なからず再発します。ただ、再発しても、そのときは放射線療法があるので心配しないでください」

伊藤さんは、インターネットを駆使して、摘出手術とは別の治療を実施している病院を探し始めた。そしてたどり着いたのが、滋賀医科大病院の小線源治療に関するウェブサイトのページだった。

岡本医師のメールアドレスも公開されていた。そこで問い合わせのメールを送った。すると岡本医師から返信があった。こうして伊藤さんは、岡本医師の外来を受診することにしたのである。

「あなた、話を聞いているのか」

山口淳さんも、伊藤さんと同じように東京に在住している。山口さんの場合は、癌告知を受けたとき、癌を告知された後、治療法の選択に悩んだ。山口さんの場合は、癌告知を受けたとき、

PSAの数値が正常上限の二一倍にもなる八七ng／mℓだった。PSA検査の結果を解析した機関から、直接、山口さんに電話があり、すぐに病院へ行くように告げられた。山口さんが当時を回想する。

「MRI検査を受けて、『これは癌だね』と言われました。そこで針生検（はりせいけん）を受けました。二〇本の針を前立腺に刺して癌細胞の有無を調べたところ、九本で癌細胞が発見されました」

前立腺周囲にも大きく浸潤（しんじゅん）した高リスクの癌と診断された。担当医は、

「手術しましょう」

と、提案した。

「生存率はどの程度でしょうか」

「五年後、七〇％。あなたの場合、高リスクなので仕方ないですね。切ってさっぱりしましょう。転移があっても手術しましょう」

医師は、癌の転移があるかどうかには明言しなかったという。山口さんは針生検を受ける際にも、医師に対してある不信感を抱いた。若い医師が、学会で治療についての研究発表をするので検査の様子を写真撮影させてほしいと許可を求めてきたからだ。山口さんは苦笑せざるを得なかった。この病院で摘出手術を受ければ、研究用のモルモットにされかねないと思ったという。

そこで主治医に、摘出手術とは別の治療を受けたいと自分の意思を伝えた。すると主治医は、

「あなた、話を聞いているのか」

と、叱りつけた。

山口さんは、癌の自覚症状を感じなかっただけに癌の怖さを思い知った。精神的に追い詰められたが気力をふりしぼって、インターネットで他の治療法と医療機関を探し始めた。そしてたどり着いたのが滋賀医科大病院の岡本メソッドだった。進行した自分の前立腺癌を治すことができるのは、岡本医師をおいてほかにいないと思った。

岡本医師にメールを送り、祈るような気持で助けを求めたところ、すぐに返信があった。PSA検査で八七ng／㎖という異常に高い値が判明してから、三カ月が過ぎる頃だった。早急に対処する必要があった。

岡本医師の外来へたどり着いたが

癌告知を受ける前から、岡本メソッドについての情報を把握していたひともいる。京都市に住む上田正信さんである。

上田さんは自宅近くのクリニックで、癌検診の一端として、ＰＳＡ検査を定期的に受けてきた。ＰＳＡの値は徐々に上昇していた。そこで主治医から市立病院を紹介され、針生検を受けた。

しかし、癌細胞は見つからなかった。そこで再び、クリニックでＰＳＡ検査を受けながら経過を観察していた。二〇一八年になってＰＳＡ値が一気に上がった。医師は、

「これは癌になっている可能性が高いですね。もう一度市立病院で針生検を受けてください」

と、指示した。

市立病院で再検査を受けたところ、前立腺癌であることが分かった。医師は、

「中リスクを超えているかも知れません。摘出手術をしましょうか」

と、提案した。だが、上田さんは滋賀医科大病院の岡本医師を紹介してくれるように頼

んだ。医師は上田さんの希望を受け入れ、紹介状を書いてくれた。

岡本メソッドについて、上田さんはすでに情報を入手していた。上田さんは、共産党が発行している『しんぶん赤旗』（二〇一八年六月一七日付け）の日曜版に掲載された岡本メソッドについての記事を読んだことがあった。PSA値が高かったので、癌告知を受けた場合にそなえて、その記事を保存していた。

タイトルは、「高リスクでも高率に完治」。それによると「12年間850例の患者のうち再発患者は15例」。「再発症例のほとんどは、診察時点ではわからなかった骨などへの転移が存在していたケース」だという。

上田さんの場合は、癌告知を受ける前に治療方法と医師を決めていたので、山口さんのように、精神的に追い込まれることはなかった。

二〇一八年の一二月一二日に上田さんは岡本医師の初診を受けた。この時、上田さんは、滋賀医科大病院で小線源治療をめぐる係争が起きていることは知らなかった。岡本医師の外来へ行くと、診察室の出入口のところにある掲示板に、二〇一九年六月末で岡本医師による小線源治療が終了して、一二月に岡本医師の外来も閉鎖する旨の告知が張り出してあるのを見つけた。

上田さんは、順番待ちをしていた患者に、

「これなんのことですか」

と、尋ねてみた。

「今、もめてますねん」

上田さんは診察の結果、高リスクの癌と診断された。岡本医師から術後の外照射も必要だとの説明があった。小線源治療をめぐる病院内の係争についても、説明があった。

「上田さんを治療できるかどうかは約束できません。手術が二〇一九年の六月までですから無理かも知れません」


ここで紹介した三名の患者のうち、伊藤さんは二〇一七年六月に岡本医師による「執刀」を受けたが、山口さんと上田さんは、手術枠が決まらない待機患者のリストに入った。

山口さんや上田さんのように、係争が原因で待機患者のリストに入った患者は、最終的に三〇名を超えた。岡本医師の評判を聞き、岡本医師の外来にまでたどり着いたものの、たくさんの癌患者が　岡本医師による小線源治療を受けられるかどうか不透明な状態に置かれたのだ。岡本医師を大学病院から追放する計画が進んでいたからだ。

しかし、なぜこうした事態に陥ったのだろうか。この点について話を進める前に、まず岡本メソッドとは何かを明らかにしておこう。

小線源治療とは何か

国立がん研究センターの統計によると、癌による死亡者数は、年々増加し続けている。二〇一五年に癌で死亡した人の数は、三〇年前の一九八五年に癌で死亡したひとの数の約二倍に達したという。同センターは、その主要な原因のひとつとして人口の高齢化をあげている。

前立腺癌に関していえば、患者が増えたのは、検査が普及した結果という側面もある。新たに前立腺癌と診断される人数は「1年間に10万人あたり117・9人」だという。「年齢別にみた罹患率（りかんりつ）は、60歳ごろから高齢になるにつれて顕著に高く」なり、「男性では胃がん、大腸がん、肺がんに次いで4番目」である。

ちなみに前立腺は男性だけにある臓器で、膀胱の下に尿道を取り囲むかたちに位置している。大きさは栗ぐらい。役割は、前立腺液の分泌である。それにより精子を保護する。

転移がない前立腺癌の治療法として広く普及しているものは、監視療法、全摘手術、放射線外照射療法、内照射療法がある。このうち岡本医師が実施してきたのは、内照射療法である。厳密にいえば前立腺癌密封小線源療法と呼ばれるものだ。

放射線を放つ「ヨウ素125」という放射性物質を包み込んだシード線源と呼ばれるカプセルを前立腺に埋め込んで、そこから放出される放射線で癌細胞を破壊する治療法だ。岡本メソッドの特徴は、シード線源を前立腺の辺縁領域に集中的に埋め込むことにより　非常に高い線量で癌細胞を完全に死滅させながらも、前立腺周辺の臓器は放射線被曝を回避できることである。

岡本医師は、これまで約一二〇〇件の小線源治療の「執刀」を行ってきた。

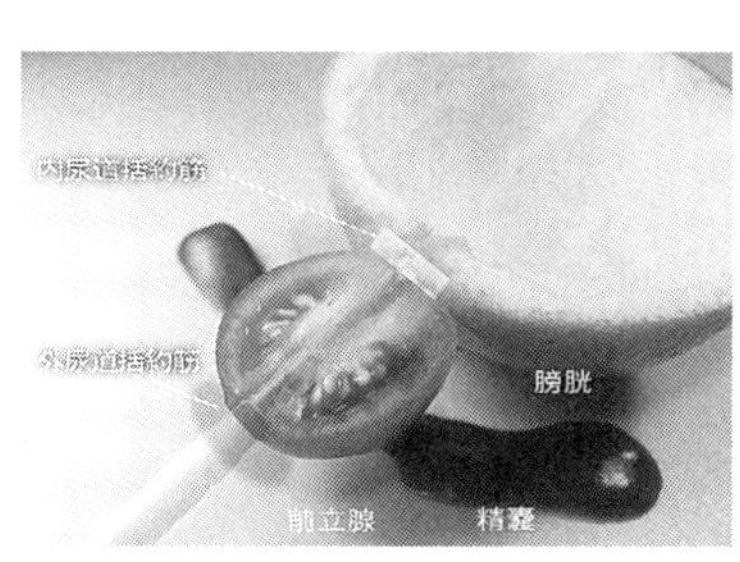

前立腺、膀胱、尿道などの位置関係を示した模型。果実と野菜で製作したもの。　（提供：日野龍一氏）

前立腺癌が再発したかどうかは、腫瘍マーカーであるPSA値の上昇を観察して判定する。岡本メソッドの場合、五年後の非再発率は、低リスクで九八・三%、中リスクで九六・九%、高リスクでも九六・三%である。

ちなみに低リスクではどの治療法を選んでもある程度の高い非再発率を得ることができることが知られている。一方、中リスクや高リスクになると一般的な小線源治療、全摘出手術、それに外部照射治療では、非再発率が四〇%から七〇%にとどまる。岡本メソッドは、癌が転移さえしていなければ、高リスクの癌でも、浸潤した癌でもほぼ一〇〇％完治させることができる。その治療技術は海外でも高い評価を受けている。ラジオＮＩＫＫＥＩは、二〇一八年九月、岡本医師に対する二回シリーズのインタビューを放送している。

岡本医師の手にかかれば、前立腺癌はほぼ征服されたといっても過言ではない。

元祖のネルソン・ストーン教授

滋賀医科大は、一九七四年に設立された国立大学である。滋賀県で唯一の医科大学で、大学病院を併設し、県内では最も先端の医療を実施している。

岡本メソッドの開発者である岡本医師は一九九七年、三年に渡るニュージーランド留学から帰国して、滋賀医科大に助手として採用された。当時は、臨床よりも、精巣癌の研究を中心とする日々を送っていた。北海道大学の医学部を卒業して、京都大学大学院で博士号を得た経歴の人で、当時から学術上の業績を残していた。二〇〇四年には、癌研究で優れた成果をあげた研究者に贈られる高松宮妃癌研究基金賞を受賞している。デンマークで招請講演をおこなったこともある。このように研究の分野では、もともと一定の実績があった。

しかし、岡本医師自身は臨床面では力不足を感じていたという。自分は果たして患者の役に立つ医師なのかという思いに悩まされたらしい。

日本で小線源治療が開始されたのは今世紀の初頭だった。滋賀医科大病院でも、二〇〇五年に小線源治療を開始することになった。その際に治療体制の立ち上げを任されたのが岡本医師だった。この時点から臨床医として、あるいは治療法の開発者としての岡本医師が頭角を現わしてくる。

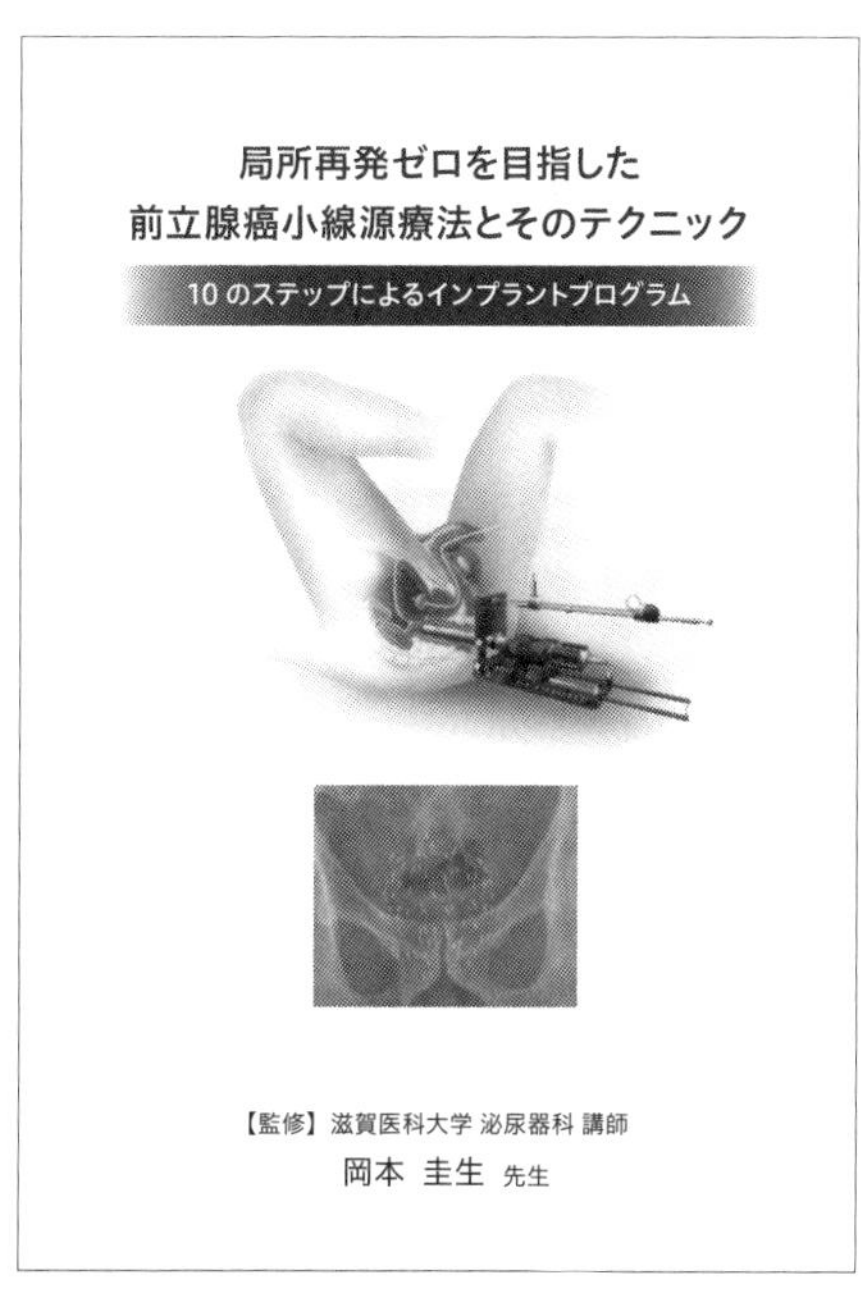

岡本医師が監修した小線源治療についての冊子の表紙

滋賀医科大学のウェブサイトによると、前立腺癌に対する小線源治療は一九七〇年代にアメリカで開発されたが、それは「下腹部を切開し直視下に線源を留置して行う方法」だった。シード線源を目算で挿入していたのだ。そのために「線源分布が不均一となり、効果が不十分で広く普及するには至」

らなかったという。

　しかし、「直腸に超音波端子を挿入する前立腺用の経直腸エコーが開発され、前立腺の超音波画像が鮮明に得られるように」なり、「これにより超音波画像を見ながら」正確にシード線源を配置できるようになった。さらにその後、二〇〇四年ごろに米国・ニューヨーク市のマウントサイナイ医科大学のネルソン・ストーン教授らが、経直腸エコーを見ながら、「手術」中にシード線源の位置と照射範囲を確認しながらシード線源を配置する「術中計画法」を開発した。この方法はマウントサイナイメソッドと呼ばれている。

　小線源治療は、当初は低リスクの癌にしか適用されていなかったが、マウントサイナイメソッドが開発されたことで、中リスクの癌や高リスクの癌でも小線源治療が適用できるようになった。しかも、従来の一般的な小線源治療を凌駕する非再発率が得られることから、高い注目を集めるようになったのである。

　二〇〇六年にストーン教授がはじめて来日して講演した。高線量の照射を可能にすることで、治療効果が飛躍的に高まるというのがストーン教授の理論だった。岡本医師は、この点に着目して、ストーン教授を滋賀医科大学へ招聘した。その当時を岡本医師が回想する。

「わたしたちはストーン教授から直接指導を受けました。しかし、ストーン教授は、日本人に好かれるようなタイプの人ではありませんでした。彼は非常に合理的でお世辞や社交辞

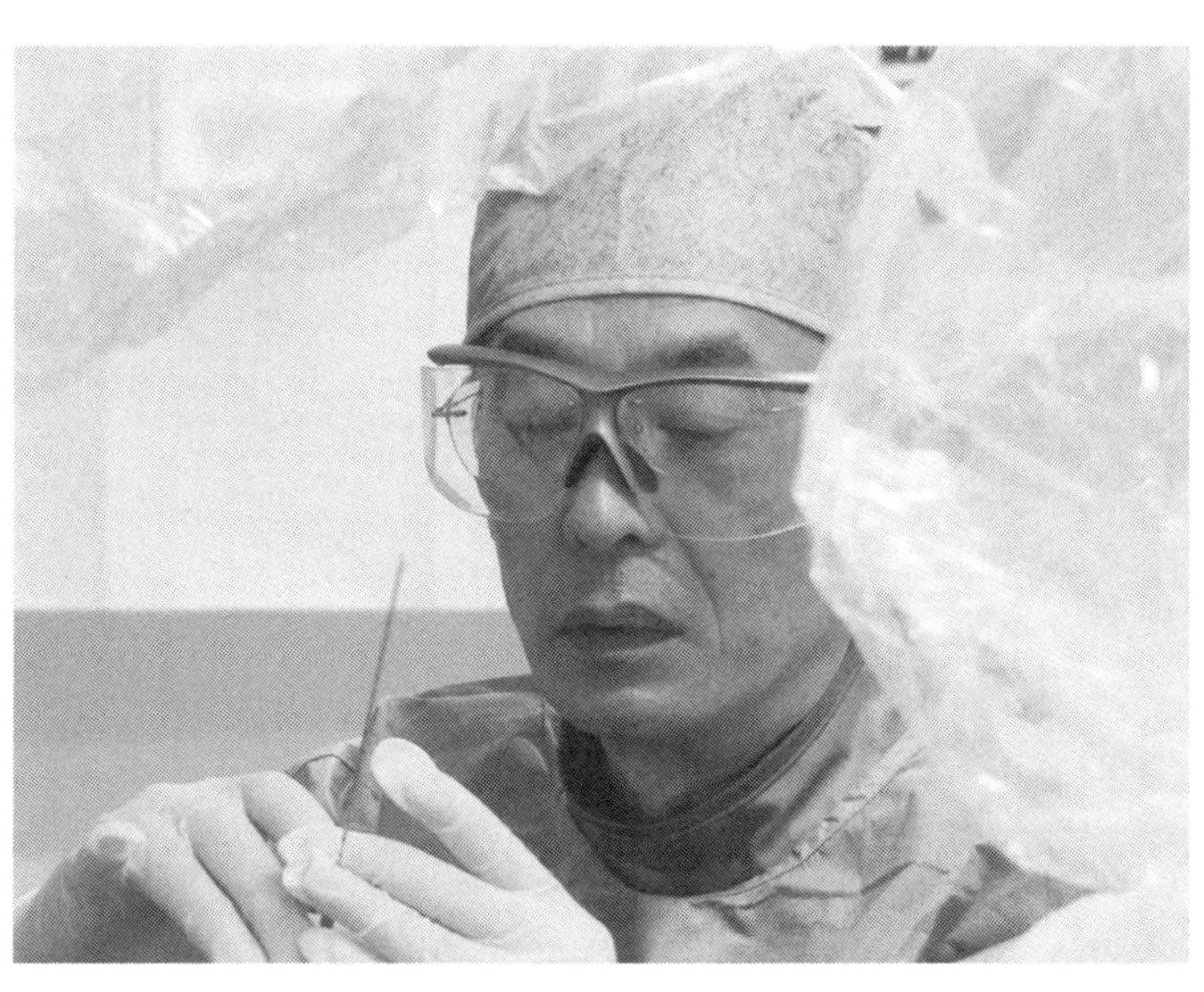

手術中の岡本圭生医師

令を言わないのです。ぶっきらぼうで社交的でもありません。ひとを褒めることもしません。彼はユダヤ人ですが、ユダヤ人の優秀な人のなかには、こういう合理性を徹底的に重んじるタイプが多いそうです。多くの日本人医師は彼の指導方法に反発して、ちゃんとマウントサイナイメソッドを習おうとしませんでした」

一方、岡本医師はマウントサイナイメソッドを学び続け、ストーン教授に繰り返しメールで質問して、疑問点を解決する努力をした。岡本医師が続ける。

「ただ、ストーン先生は長い質問を送っても、二、三行の回答しかしてくれませんでした。今にして思うと、わたしの質問が的を得ていなかったのかも知れません。あるいは暗黙のうちに自分の頭で考えろというメッセージを送っていたのかも知れません。結果的には彼の教育方針はわたしに強い思考力と、合理的な岡本メソッドを生み出す力を与えてくれたと感謝しています」

二〇〇七年、岡本医師はマウントサイナイメソッドによる治療を開始した。シード線源の線量を高く設定するのが特徴のひとつで、この時点ですでに標準的な小線源治療の域を超えていた。しかし、マウントサイナイメソッドを深く知れば知るほど、曖昧な点もあることに気づいたという。

岡本医師が言う。

「この方法の再現性をもっと高めて、高精度に実践するにはどうしたらよいか? 具体的にどの部分に改善点があるのか、何が足りないのかを考えて、来る日も来る日も悶々と悩み、考え続けたのです。マウントサイナイメソッドを超えなければならないと感じはじめたのです」

二〇一二年、岡本医師はスペインのバルセロナで開かれた欧州放射線治療学会に参加した。自らも研究発表をおこない、世界の放射線医たちの研究発表に耳を傾け、意見を交換した。だが、ほとんど得るものはなかったという。岡本医師が続ける。

「世界の学界も遅れているという印象を持ちました。と、なれば自分でマウントサイナイメソッドを進化させせなければならないと思ったのです。癌の浸潤があっても、転移がなければ完治させ、しかも副作用は軽度にとどめる。一〇〇％の精度でそれは可能なのか。そんなことを考えながら、バルセロナからフランクフルトへ向かう飛行機に搭乗しました。機の窓外に広がるアルプスやイタリア半島を眺めているうちに、ふと発想が湧いてきました。わたしは実現可能だと確信しました」

それから一年後の二〇一三年に岡本メソッドは完成した。そして翌二〇一四年に岡本医師は、みずから開発した小線源治療をマニュアル化したのである。これが前立腺癌の最先端医療だった。

岡本メソッドの高い評価

岡本医師の治療を受けた患者は、現在までに一二〇〇人を超えている。その中には、複数の医者や医学研究者も含まれている。これらの人々の中には、前立腺癌の治療法について書かれた論文を慎重に比較検討して、岡本メソッドの優位性を理解した上で、岡本医師に治療を託した患者もいる。

そんな患者のひとりが、茨城県つくば市に住んでいる。つくば遺伝子研究所の安江博さんである。安江さんは、名古屋がんセンターや農林水産省で研究員を務め、退職したあと、つくば市へ移り住んだ。

「海外の論文では、(ロボットで前立腺を摘出する) ダビンチの場合、執刀医として、二〇〇件ぐらい執刀しなければ、うまくならないと書いてあります。日本で一九〇〇例を超えているところは、東京医大ですが、高リスクの前立腺がんの場合、非再発率は三〇%ぐらいです。岡本先生の場合、一〇年前のデータを含めても、非再発率は九五%を超えています。岡本医師はＰＳＡが一〇〇ng／㎖を超えるような症例も含む難治性の高リスク癌に対する治療成績を英文の国際雑誌に発表しています。それによると再発した患者はいずれももともと骨などに転移が隠れていた症例であり、前立腺とその周囲に再発した例はゼロです」

岡本メソッドの治療法については次のように評価する。

「線量が不十分な領域を作らないのがポイントです。それなら前立腺全体をシード線源で埋めてしまえばいいのではないかということになりますが、それだけでは前立腺の中心に尿道が通っているので、尿道に強い放射線障害がでてしまいます。その結果、小線源治療の副作用により、おしっこが出ないなどの高度の副作用がでる可能性が生じます。また、前立腺の辺縁部に癌があり被膜を超えて浸潤している場合は、配置を工夫しなければ浸潤した癌を

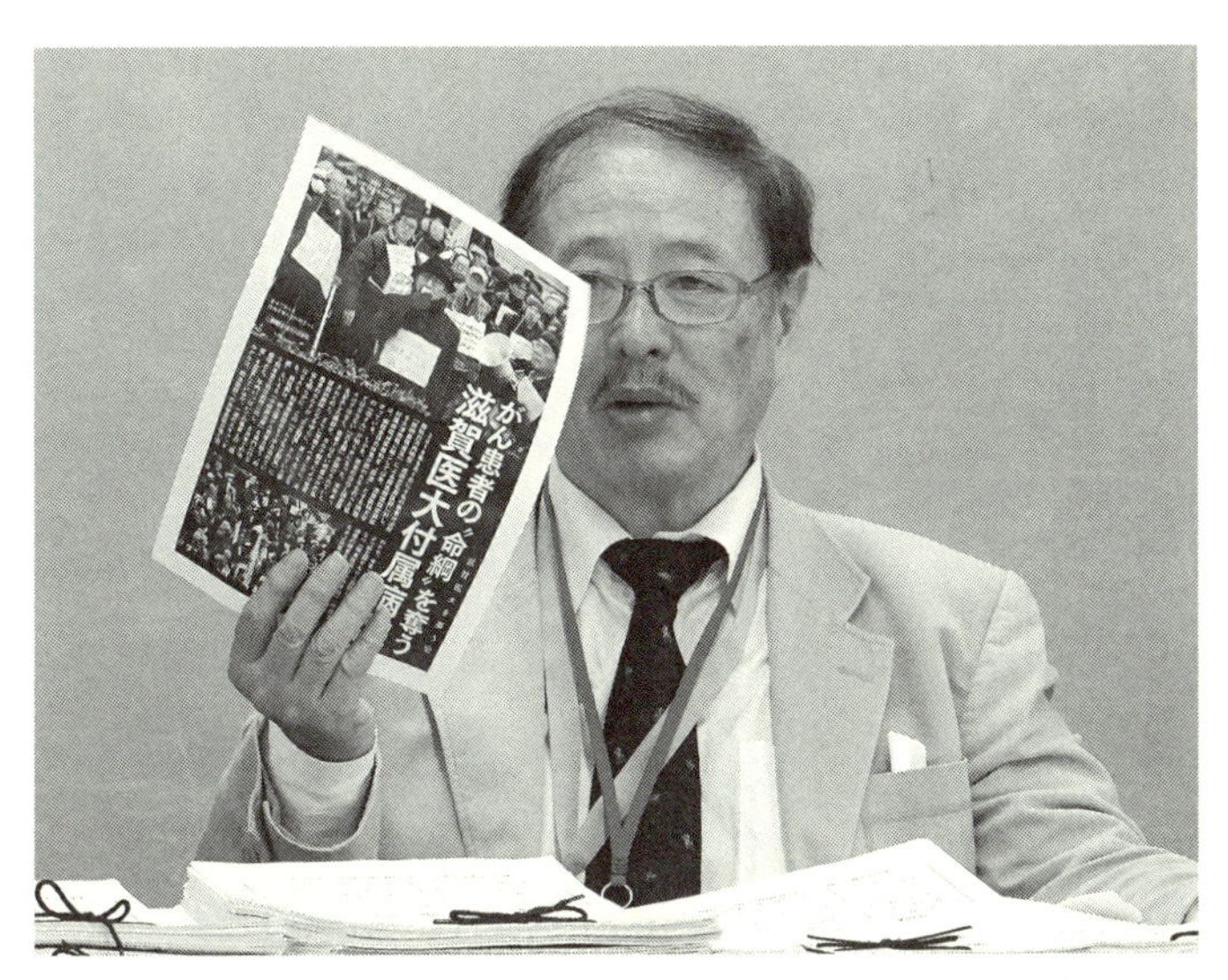

前立腺癌の治療法についての論文を比較・検討した安江博さん
（提供：田所敏夫氏）

確実に治すことはできません。こうした場合、岡本先生は辺縁部に最大限の数のシード線源を安全に配置します。このあたりの判断と技術が岡本先生は異次元なのです」

ちなみに論文が雑誌などに掲載されたということは、その媒体に関わっている医師や科学者が論文に記された内容の裏付けを取ったことを意味する。裏付けがなければ、論文は掲載されない。

とはいえ、小線源治療の「執刀」は手技であるから、理論だけではなく指先の器用さも必要だ。新しい治療法が開発されたからといって、それがすぐに普及するわけではない。

手技も取得しなければならない。

特にシード線源は間違った場所に挿入してしまうと、それを補正することも入れなおすこともできないので、非常に繊細な技術を要する。

それゆえに訓練を受けていない未経験の医師がぶっつけ本番で「執刀」できる性質のものではない。岡本医師が、未経験の医師による「執刀」を止めたゆえんにほかならない。

岡本医師の患者の全員が安江さんのように、医学論文を読み比べて、医学的観点からその優位性を確信したうえで岡本医師に治療を依頼したわけではないが、患者らが自分なりに選んだ治療法は結果的に誤っていなかった。当然、岡本医師の評判も広まっていった。それに伴い、全国からやってくる患者もますます増えた。評価は高まる一方だった。

実際、NMP社（日本メジフィジック社）という放射性医療品開発販売会社が岡本メソッドに注目するようになる。そして岡本メソッドがマニュアル化された二〇一四年に滋賀医科大に対して小線源治療学講座（以下、寄付講座）の開設を打診してきたのである。

結果として、この寄付講座の開設が、大学病院による岡本医師の追放計画と、それに伴う待機患者を発生させる事件の原因となる。NMP社には何の責任もないが、大学病院の闇が同社を事件に巻き込み、岡本医師と患者らを翻弄し始めるのである。

2章　小線源治療の二つの窓口

ＪＲ京都駅をあとに、滋賀県のびわこ西岸に沿って北へ延びるＪＲ湖西線を一時間ばかり進むと、近江高島駅に到着する。あたりには都会の色彩に乏しい平坦な住宅街が広がっている。

高島市立病院は駅と隣接するかたちで建っている。駅のプラットホームから白い病舎が見える。

危うく小線源治療の「執刀」経験ゼロの医師らが計画していた手術の「モルモット」にされかけた人物が、高島市に在住している。沢田雅夫（仮名）さんである。

沢田さんは、二〇一五年五月、高島市立病院で人間ドックを受診して、腎臓癌と前立腺癌の可能性を告げられた。そこで精密検査を受けた。その結果、腎臓と前立腺に小さな癌があることが分かった。幸いにいずれの癌も早期のもので、転移はなかった。

このうち前立腺癌の治療方針については、主治医の富田圭司医師と看護師から三つの選択肢を提示された。前立腺を摘出するダビンチ手術、外部放射線治療、それに小線源治療である。治療は、富田医師の派遣元である滋賀医科大病院でおこなうことになると説明を受けた。

沢田さんは小線源治療を希望した。その理由を次のように話す。

「小線源治療の場合、三泊四日の入院で治療が完了するという説明を受けたからです。わたしは電気主任技術者としてスーパーなどの電気設備を管理する仕事をしている関係で、仕事への影響が極力少ない治療を選ぶ必要がありました。そこで三泊四日の小線源治療がいいのではないかと考え、その場でこの治療をお願いすることを即断したのです。看護師さんは、『この手術をすると、一年ぐらいは子供さんが抱けませんよ』と念を押されましたが、それでもわたしは、小線源治療をお願いしました」

高島市民病院と泌尿器科の結託プレー

しかし、沢田さんは、岡本圭生医師の存在を知らなかった。富田医師が説明した小線源治療が、岡本メソッドを意味していることも知らなかった。三泊四日の手術で治療が終わり、仕事にも支障を来たさないと聞いたので、小線源治療を選んだのである。

もし、事件に入口があるとすれば、沢田さんはこの時点で事件の入口に立っていた。沢田さんは、小線源治療の「執刀」前段に適用される医療を、滋賀医科大病院の岡本医師の外来ではなく、高島市民病院でおこなうと説明を受けた。その前段医療とは、ホルモン療法のことだった。

ホルモン療法というのは、男性ホルモンを抑制する薬を投与する療法で、一時的にＰＳ

A値を下げる効果がある。実際、癌も縮小する。小線源治療では、高リスクの患者に対して、手術前に適用されることが多い。しかし、長期のホルモン療法は心臓、血管などの合併症リスクを高めることが知られている。

そんなこともあって岡本医師は、極力ホルモン療法は避けるべきだという考えに立っている。進行した高リスクの患者のみにホルモン療法をおこない、しかも、適用期間は長くて六カ月という方針だ。

後日、沢田さんは、高島市民病院で治療を始めた時点から、自分が岡本医師とは別の医師による「執刀」計画の対象患者に組み込まれていたことを知る。しかも、その別の医師は、小線源治療の未経験医だった。つまり沢田さんは、手術練習のための「人間モルモット」候補にされていたのだ。沢田さんが言う。

「通常であれば高島市民病院の富田医師は、小線源治療を希望する患者に対して、まず滋賀医科大病院で小線源治療の専門医である岡本医師の診察を受けるように指示し、岡本医師に宛てて紹介状を書くはずでした。というのも、わたしが診察を受けた二〇一五年より前は、そのような仕組みになっていたからです。富田医師は二〇一五年の前年も高島病院に勤務していましたが、わたしにだけは岡本医師へ紹介状を書かなかったのです。そのかわり高島市立病院でホルモン療法をしたのち、滋賀医科大病院で小線源治療（執刀）をおこなうと

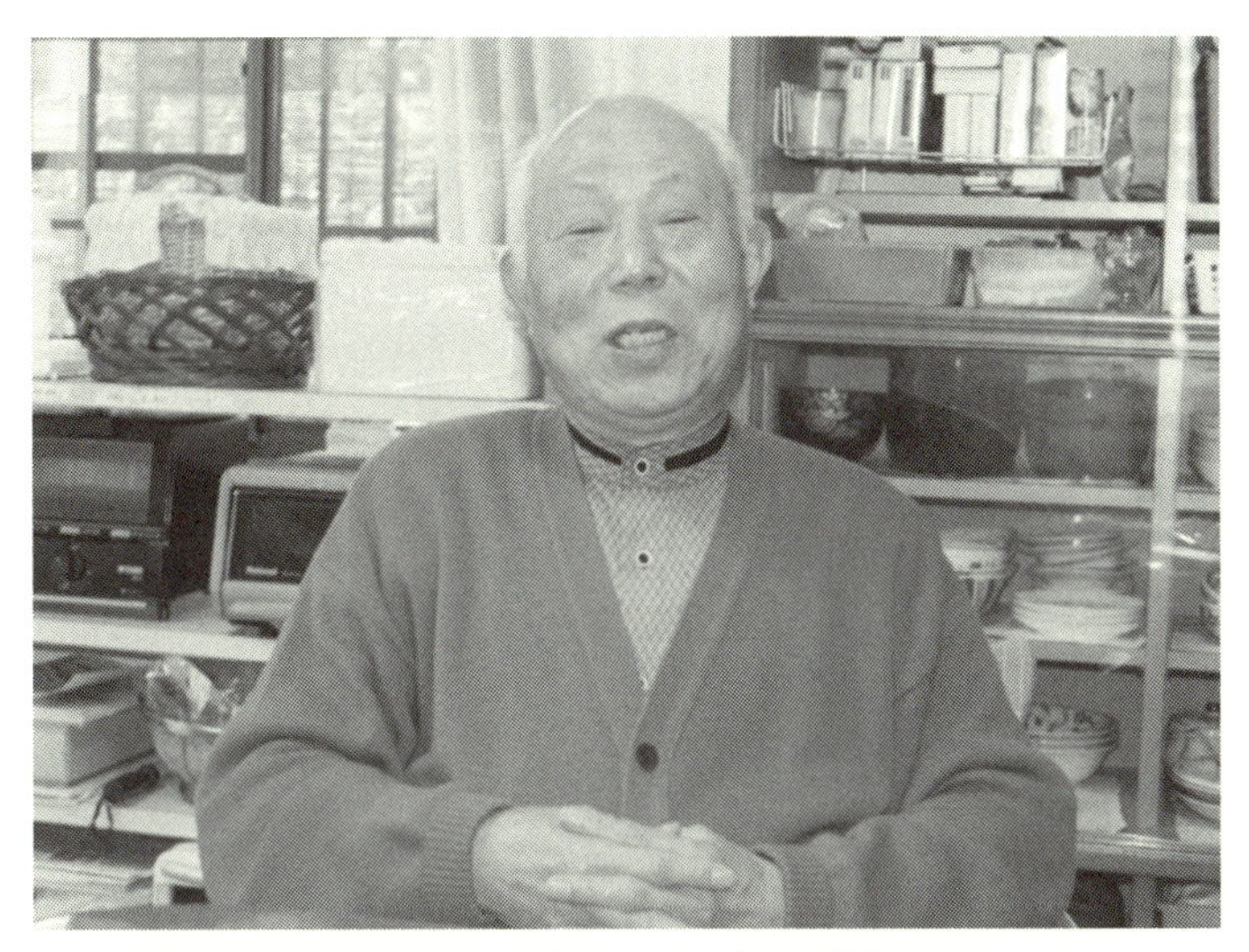

上：泌尿器科へ誘導された体験を語る沢田雅夫さん
下：沢田さんがホルモン治療を受けた高島市民病院

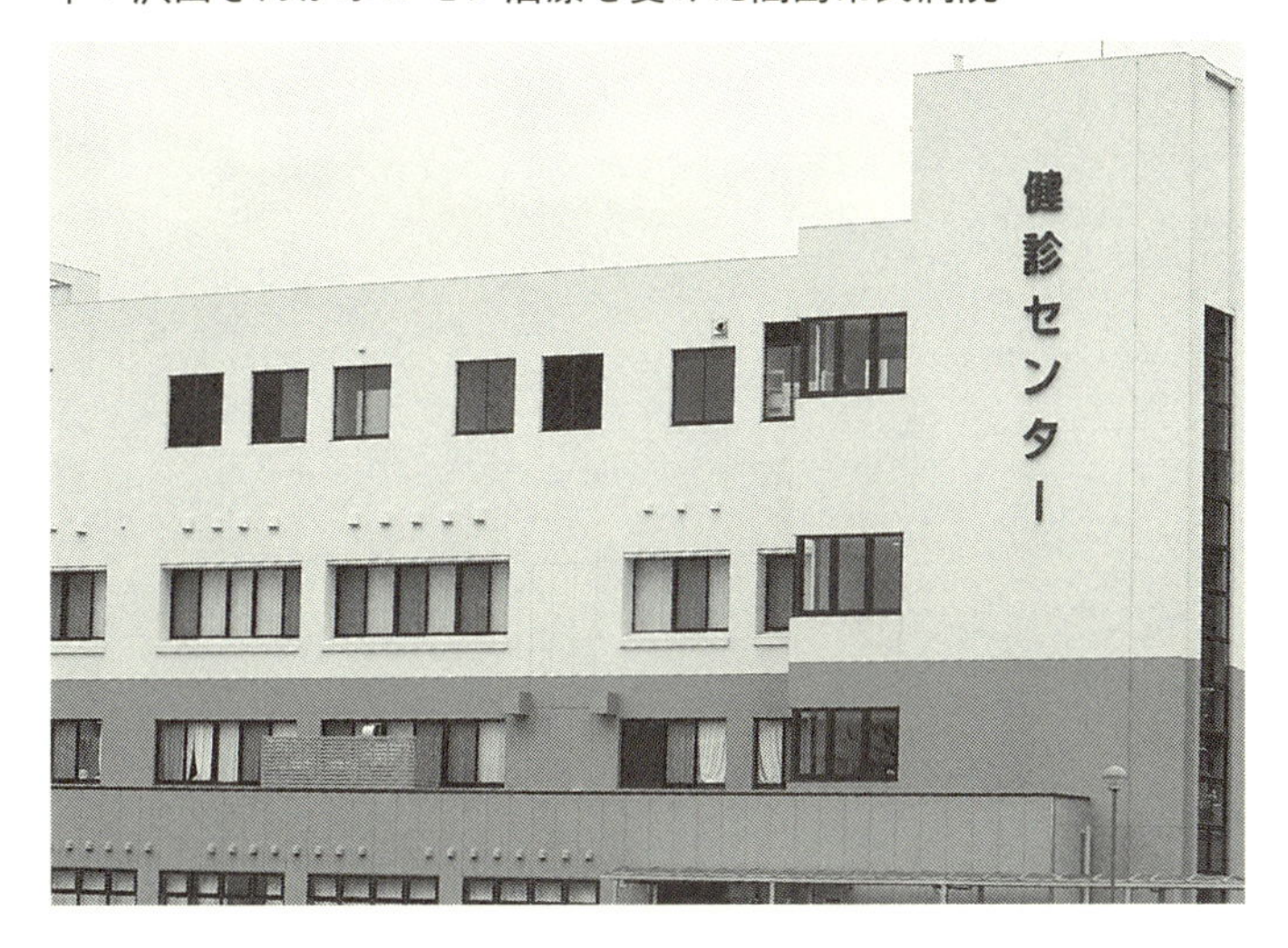

説明をしたのです。だれが小線源治療を執刀するかについては触れませんでした。隠していたのです。もちろんそれは岡本先生ではありません」

岡本医師は、本来は自分が担当するはずの小線源治療希望患者が高島病院でこうした扱いを受けていることなど想像もしなかった。なぜ、本来は岡本医師が担当するはずの患者が、別の医師へ誘導される事態が発生したのか、時間の座標を二〇一四年までさかのぼってみよう。滋賀医科大病院の泌尿器科科長・河内明宏教授によって、ある計画が進んでいたのだ。

河内教授は、京都府立医科大の出身で、同大学の附属病院を経て二〇一三年に滋賀医科大病院へ赴任していた。そして赴任早々に物議を醸す事件を起こしたのである。

塩田学長の葛藤

既に述べたように、放射性医薬品開発販売会社・NMP社は、小線源治療の最先端である岡本メソッドに注目して、二〇一四年に滋賀医科大病院に対し、寄付講座の開設を求めた。岡本メソッドのさらなる進化と普及を目的としたものだった。

NMP社は、寄付講座を泌尿器科から完全に独立させた形で運営することを条件に寄付を申し出た。前立腺は泌尿器科の診療科目だったが、小線源治療という特性を考えた場合、泌尿器科から独立した組織にしたいというのがＮＭＰ社の考えだった。なぜなら滋賀医科大病院の泌尿器科は、前立腺の外科手術、特にダビンチ手術（ロボット外科手術）を推進すべきだという考えがトップにあり、小線源治療とは競合する立場に立つことが多いからだ。

ＮＭＰ社は純粋に小線源治療の推進と普及の立場をとる医師、つまり岡本医師を中心とした講座をつくることを希望したのだ。講座に学閥やしがらみを持ち込むことを嫌った。

この独立運営という寄付講座の方針については、滋賀医科大の塩田浩平学長も賛同していた。

ところが泌尿器科長である河内明宏教授がこれに反対した。河内教授は寄付講座を自分の支配下におき、泌尿器科の下部組織にしたかったようだ。そうすれば、金銭の流れと人事権を自分で掌握することができる。そこでみずからも寄付講座の運営にかかわることを企てたようだ。

しかし、ＮＭＰ社が反対した。ダビンチ手術の専門家である河内医師に寄付講座のイニシアティブを与えることは、小線源治療の推進と普及にマイナスになると懸念したからである。Ｊリーグの監督にプロ野球の監督が務まらないのと同じ原理だ。

塩田学長は、寄付講座運営の中心にあたる特任教授に岡本医師を任命した。小線源治療の研究と普及を目的とした講座であり、スポンサーの意向を重視するという考えからすれば、当然の人事だった。ところが河内教授も、寄付講座の運営に参加させることを決めた。そして併任教授の肩書を与えたのである。ここが事件の分岐点だった。

ただ、塩田学長の心は揺れていたようだ。それを示す二通のメールを紹介しよう。いずれも岡本医師に当てたものである。まず、二〇一四年九月二日付けのメールである。河内教授の参加を認めるかどうかで関係者の意見が割れていた時期である。

「全面対決になって寄付講座が頓挫したら元も子もないので、今は寄付講座を作ることと、岡本先生が特任教授になることを第一に考えるのがよいと思います。文面などである程度河内教授の主張を聞いてメンツを立て、寄付講座を発足させるということではどうでしょうか。そのあと実を取るという作戦がよいように思います。病院長とも相談してみます」

ところがその後、塩田学長は考えを変え、寄付講座と泌尿器科をはっきりと切り離すことを提案する。九月一一日付けのメールである。

「松末（吉隆）院長とも話していますが、この寄付講座は泌尿器科と切り離した形にしたほうがよい、というのが我々の判断でもあります。お互いに干渉せず批判もせず、それぞれが両立することを願っています。病院内での位置づけや外来の場所、ベッドのことなどは手続きが進みだしたら松末院長とご相談ください」

当時、塩田学長は迷いながらも、一応は岡本医師の理解者だったのだ。その背景には、

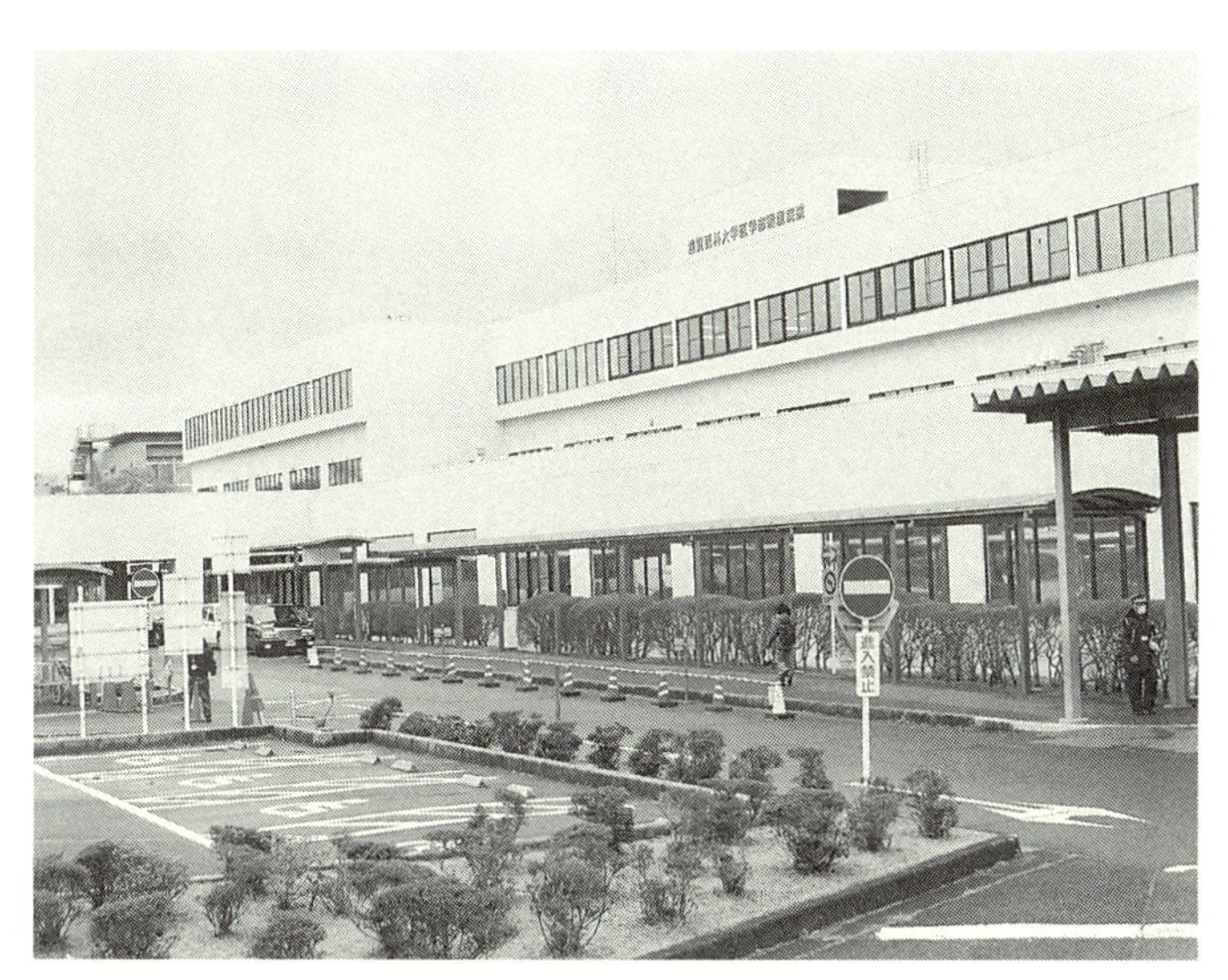

事件の舞台になっている滋賀医科大病院

岡本医師の実績の高さがあったからだろう。患者からの岡本医師に対する信頼の声も、塩田学長に届いていた。

　ちなみに塩田学長も松末院長も京都大学医学部の出身である。二〇一四年に塩田医師が滋賀医科大学の学長に就任し、松末医師が病院長に就任した。この時期は、ちょうど寄付講座の立ち上げの時期である。ただ、この事件に関しては、学閥争いとは無関係のようだ。

　ＮＭＰ社は、小線源治療とは無縁の河内教授を併任教授に据えることを懸念したが、最終的には学長の決定に従がうしかない立場だった。

　最終的に塩田学長は、次のような人事を決めた。

・教授（併任）：河内 明宏

・特任教授：岡本 圭生

・特任助教 一名：（予定）

ただし、「寄付講座の概要」には、明確に「前立腺がん小線源に特化し、既存の講座とは独立した研究・教育拠点を創出する」ことが、明記された。暗黙のうちに泌尿器科長の河内教授をけん制する一文である。

岡本医師に対するパワハラ

寄付講座は、二〇一五年一月のスタートを待つだけになった。だが、問題が起きる。岡本医師を中心に据えた寄付講座に不満を持ったのか、河内教授は岡本医師に対して嫌がらせをするようになった。パワハラである。どうしても自分が寄付講座の主導権を握りたかったのかも知れない。

岡本医師に対して、まず病棟業務で泌尿器科のスタッフを使用しないように命じた。また、小線源治療を希望する患者のうち、岡本医師を指名した者については、寄付講座の外来で診察することを許可するが、それ以外は泌尿器科が外来診療と小線源治療を実施すると宣告したのである。これは言葉を換えると、同じ病院内に小線源治療の窓口と体制が二つ生まれることを意味する。

しかし、泌尿器科に小線源治療の専門医はだれもいない。当然、誰かが担当にならなければ泌尿器科で小線源治療はできない。

こうした事情が原因らしく、河内教授は泌尿器科独自の小線源治療担当に、滋賀医科大はえ抜きの成田充弘准教授を指名した。そして、岡本医師に対して、成田医師に小線源治療の指導をするように命じたのである。成田医師の専門はダビンチ手術なので、小線源治療の「執刀」をするためには、事前に訓練しなければならなかった。

岡本医師は、塩田学長に河内医師の動きをメールで報告した。すると次のような返信があった。当時の塩田学長は、寄付講座への泌尿器科の過剰な関与を許さない方針だった。

「こういうことが起こるかと思ったので、寄付講座運営委員会を設けました。松末病院長、村田教授（筆者注：放射線科に所属）も、小線源治療を本学として推進すべきとの立場ですので、先生の立場からもよく説明して理解を得てください。物理的に隔離するなどの方法が必要であれば、病院長に考えてもらいます。寄付講座がスタートすることになりましたので、先生の治療が発展することを願っています」(二〇一四年一二月二七日付け)

「物理的に隔離する」とは、寄付講座の外来診療の部屋を泌尿器科から独立させるという意味である。実際、その後、大学病院の二階にある泌尿器科の外来から分離するかたちで、寄付講座の岡本医師の外来は一階へ移動することになる。

波乱ぶくみのまま二〇一五年一月に寄付講座はスタートした。それと同時に泌尿器科独自の小線源治療の外来も始まった。もちろん前立腺癌で滋賀医科大病院を受診する患者は、同じ病院に小線源治療の窓口と体制が二つできてしまったことなど知るよしもなかった。小線源治療を希望して、滋賀医科大病院を受診していながら、小線源治療の経験がない泌尿器科へ誘導され、著名な専門医である岡本医師の治療が受けられない患者が出はじめたのである。しかし、だれもそれを知らない。

岡本メソッドによる治療を希望していながら、泌尿器科へ誘導された患者をみかねた岡本医師は、河内教授に対して、彼らを診察する許可を求めた。患者がモルモット扱いされるのを放置するわけにはいかなかったからだ。

しかし、泌尿器科の患者を診察することは、ひとりの患者を除いてかなわなかった。他の医師がおこなっている医療に介入するには限界があった。岡本医師は葛藤に苦しんだのである。

組織の中の兵隊たち

このように滋賀医科大病院で混乱が始まった時期に、高島市の沢田さんは、何も知らないまま滋賀医科大病院の泌尿器科へ引っ張り込まれたのだ。沢田さんが言う。

「この問題の発起点は、富田医師がわたしに滋賀医科大病院の岡本医師を紹介しなかったことです。わたしは、富田医師の指示に従って、三カ月に一回の割合で高島市民病院へ通院し、おへその下にホルモンの注射を打たれました。また、毎朝、ホルモン治療のための錠剤を一粒飲み続けるように指示されました。後から思えば、こうして成田准教授による小線源治療を待たされていたのです」

富田医師がある種のうしろめたさを感じていたかどうかは不明だが、小線源治療を受けるなら、岡本医師に診察と治療を担当してもらうのが最善であることを認識していなかったはずがない。岡本医師は、小線源治療に関しては、海外でも知られた名医であるからだ。

組織の中の「兵隊」になってしまうと組織の方針どおりに動く。それが普通のひとの行動様式である。大半の人は、学校教育や地域社会の中で、そんなふうな行動形態を身に付けてきたのである。富田医師は、ごく普通のこととして滋賀医科大病院の泌尿器科の指示に従ったのだろう。

しかし、患者にしてみれば、モルモット扱いにされるのは人命にかかわる大変なことだった。

沢田さんは九月一日に、小さな腎臓癌の部分切除手術を受けるために滋賀医科病院に入院し、一六日に退院した。もちろんこの間に岡本医師を紹介されることはなかった。成田医師とも面談していない。病院内に、小線源治療の二つの窓口と体制が生まれていたことも知らなかった。

一〇月一九日、沢田さんは、腎臓手術後の診察で滋賀医科大病院の泌尿器科を受診した。この時になって、初めて主治医が、

「前立腺はどうしますか」

と、尋ねてきた。

沢田さんは、小線源治療の担当医を紹介された。しかし、それは専門医の岡本医師では

なく、この分野では未経験医である成田医師だった。沢田さんが言う。

「成田医師は、彼自身が小線源治療の執刀をするという前提で話を進めました。小線源治療についても十分な経験があるかのような口ぶりでした。来年（二〇一六年）の九月ごろに実施しようと言われたのです。面談の最後に小線源治療について説明したビデオを見るように指示されました。看護師がビデオを設定して、わたしと妻が見ました。三〇分ぐらいのものでした。後で知ったことですが、それは岡本先生が制作したものです。高島市民病院の富田医師には、来年の九月ごろに小線源手術を受けられることになったと報告しました。そこで引き続き、高島市民病院でホルモン治療を継続したのです」

　既に述べたようにホルモン療法の濫用は、副作用を伴うことがある。沢田さんは、断続的に襲ってくる体の火照りに悩まされるようになった。体が熱くなる。乳腺が張る。気力も失せた。脳梗塞の引き金になることがあるので、不安も絶えなかったという。しかし、主治医を信頼していたので、自分が小線源治療の未経験医師による「執刀」の対象にされようとしていることにはまったく気づかなかった。そもそも医療に対して不信感を抱くことはなかった。

　こうして沢田さんは、岡本医師との接点を遮断されたまま、手術台へ運ばれる手筈になっていたのである。

病院ぐるみで患者を泌尿器科へ誘導

西宮市の宮野覚蔵さんも、泌尿器科の小線源治療へ誘導されたひとりである。沢田さんの場合は、泌尿器科の上下の人間関係のなかでおこなわれた誘導だったが、宮野さんは、病院の職員までが加担した組織ぐるみの誘導だった。もっとも、病院の職員がどこまで正確に泌尿器科の計画を知らされていたかについては分からないが、客観的に見れば、職員までが泌尿器科への誘導に加担した。誘導にかかわった人々は、組織の駒のように指示に従って動いたのである。

宮野さんは、五五歳の時からPSA検査を受けるようになった。そして六一歳でPSA値が四ng／㎖になった。そこで地元の病院を受診したところ、低リスクの前立腺癌であることが分かった。

主治医はロボット手術か外部放射線療法のどちらかを選択するように勧めたが、宮野さんは、念のためにインターネットで治療法を探し始めた。そして滋賀医科大病院の岡本医師による小線源治療の成績が傑出していることを知ったのである。誘導の経緯について宮野さんが言う。

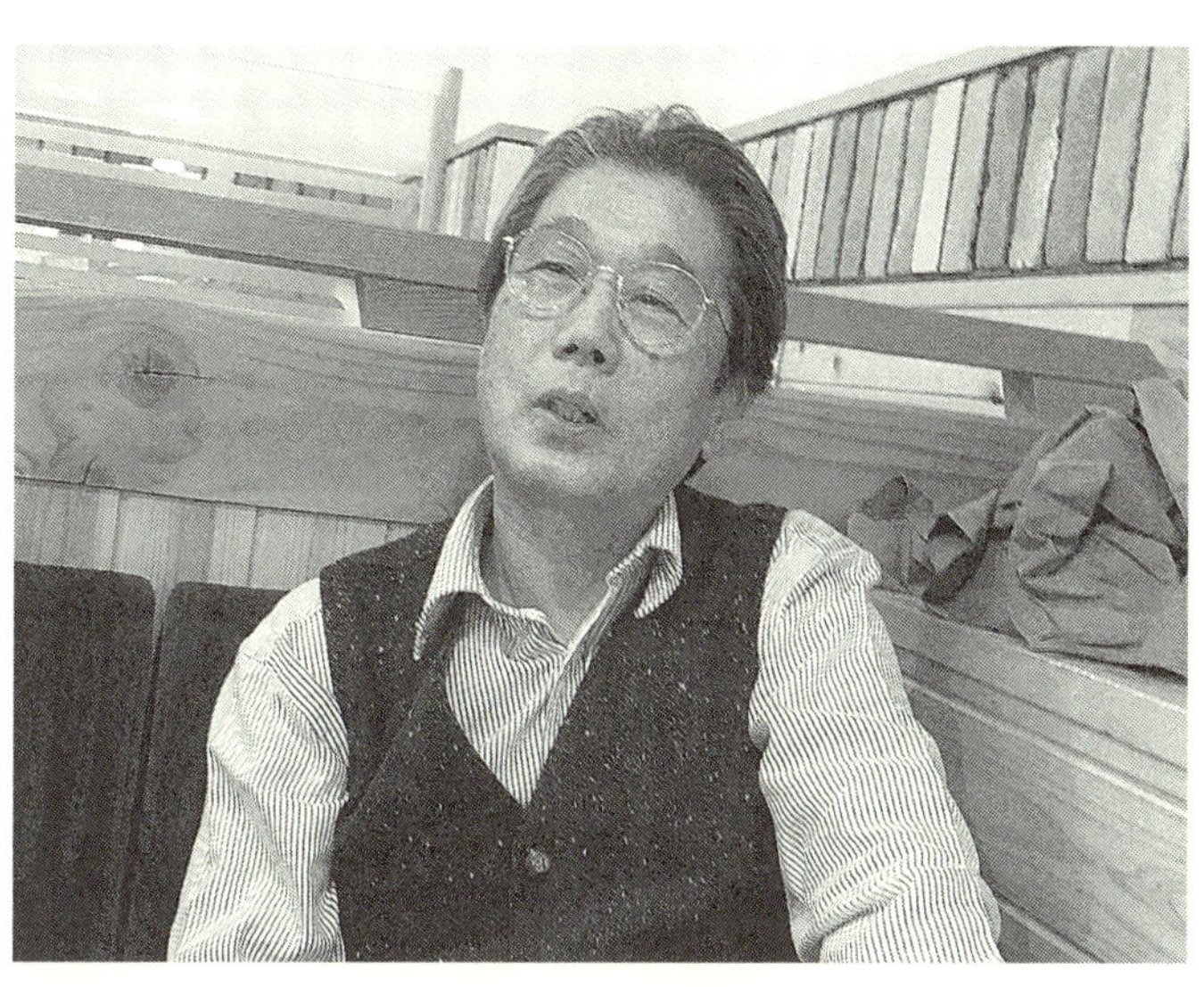

泌尿器科へ誘導された体験を語る宮野覚蔵さん

「看護師が滋賀医科大病院とコンタクトを取ってくれました。（二〇一五年）一二月二八日の月曜日に予約が取れたので、紹介状を取りに来てほしいと、病院から自宅に電話がありました。ところが念のために自分で滋賀医大の外来担当を調べたところ、月曜日は岡本医師の担当ではないことが分かったのです。

わたしは看護師に、『一二月二八日は岡本先生の外来担当ではないけれど、岡本先生に見てもらえるのでしょうか』と尋ねました。わたしの質問を受けて看護師は、滋賀医科大病院に問い合わせてくれました。看護師から聞いた滋賀医科大病院の回答は、『岡本医師以外に、月曜日の担当医師も小線源治療ができるので、安心して月曜日に受診してください』というものでした」

しかし、宮野さんはどうしても岡本医師の診察を受けたいと思った。そこで主治医に事情を話して、診断書を岡本医師宛てに修正してくれるように懇願した。主治医はそれを引き受け、紹介状を書き直してくれた。こうして宮野さんは、二〇一六年一月一四日に岡本医師の初診を受けたのである。

後に宮野さんは、一二月二八日の月曜日に宮野さんの初診を担当することになっていたのは成田医師だったことを知った。宮野さんも、沢田さんと同じように、「人間モルモット」にされるところだったのだ。

寄付講座が始まった二〇一五年一月から一二月までの間に、泌尿器科へ誘導され泌尿科独自の小線源治療の対象になった患者は、一二三名に達した。宮野さんは危うくその難を逃れたのである。一歩間違えば、成田医師の執刀を受けていたのだ。

「一号患者」の執刀は放射線医により阻止

泌尿器科の成田医師による一例目の「執刀」は、泌尿器科に小線源治療の窓口ができて約一年後の二〇一六年一月に予定された。最初の手術予定患者は佐藤守（仮名）さんだった。執刀する側から見れば、患者をモノ扱いにしているわけだから、「第一号患者」ということになるかも知れない。

岡本メソッドのプロセスのひとつに手術に先立っておこなわれるプレプランと呼ばれる患者を交えたミーティングがある。プレプランでは病歴聴取、接診、血液検査、画像診断、病理学的調査などをおこない、収集した情報を吟味して治療と手術の方針を立てる。経直腸エコーの挿入テストもおこなう。当然、「執刀」を担当する医師についての情報や手術のリスクも伝えることになっている。

これらの過程を飛び越して手術することは、羅針盤をもたずに海へ出るに等しい。他人の肉体を傷つける行為は、原則として傷害罪になる。病院での手術が傷害罪に該当しないのは、患者の同意があるからにほかならない。それゆえに医師は、患者に手術や執刀医についての情報を提供する義務があるのだ。それを履行していなければ、説明義務違反に問われかねない。

佐藤さんのプレプランは、二〇一五年の一二月一八日におこなわれた。もちろん岡本医師は招かれなかった。が、岡本医師を排除したにもかかわらずプラプランは泌尿器科の思惑どおりにはいかなかった。

岡本医師のパートナーで、手術の際に線量の管理を担当している放射線科の河野直明医師が、成田医師に「執刀」経験がないことや、希望すれば岡本医師による「執刀」が受けられることを佐藤さんに伝えたからだ。河野医師は、あまりにも倫理に反した泌尿器科の計画を放置するわけにはいかなかったのだろう。岡本医師が言う。

「当然、佐藤さんは成田医師による手術を断りました。こうして泌尿器科による小線源治療の一例目の方は難を逃れたのです」

二例目の手術のプレプランは青柳次男（仮名）さんという患者に対して、一二月二五日におこなわれた。一例目と同様に放射線科の河野医師も参加した。岡本医師は、一例目と同じように、河野医師が成田医師についての情報を患者に伝えて、泌尿器科の危険な計画を止めてくれるものと思っていた。

ところがこの日のプレプランの様子を河野医師に問い合わせたところ答えが煮え切らない。岡本医師は不安にかられた。成田医師が「執刀」の未経験者であることが青柳さんに伝わっていないのではないかと疑った。幸いに青柳さんがまだ病院内にいることが分かり、岡本医師は直接に青柳さんと家族に面談して真実を伝えた。岡本医師が言う。

「わたしは自己紹介してから、成田医師は小線源手術を一度見学しただけで、一度もやったことのない医師であることを伝えました。わたしは手術に立ち会うことを強要されているが、非常に不安を持っているとも伝えました。それを知って青柳さんは、この治療を断りたいと言われたのです」

こうして成田医師による未経験を秘匿した小線源治療は二例目も阻止されたのである。一例目の手術を止めた河野医師が、二例目を止めなかったのは、一例目のプレプランのあと、泌尿器科から何らかの圧力を受けた結果である可能性が高い。組織の中で敵を作ることを避けたかったのではないか。

「論文も出せていないのに、偉そうなことを言うな」

この日の午後四時から、岡本医師は松末病院長と院長室で面談することになっていた。岡本医師が言う。

「院長室に入ると、河内教授と成田医師もいました。河内教授はわたしに、成田准教授に小線源治療を最初から最後まで実施させ、その施術をわたしが責任をもって指導するように声高に命令しました。それも一例目から全過程を成田准教授に施術させせろと言うのです。河内教授は、『おまえは七〇〇件も施術をやった大先生だから、成田医師をサポートしろ』と言い、わたしが患者に危険が及ぶから拒否すると、『論文も出せていないのに、偉そうなことを言うな』と恫喝しました。わたしは、わたしに成田医師の指導をさせるのであれば、なぜ、わたしにプレプランに同席するように言わなかったのかを尋ねました。すると河内医師は、『同席させる必要はない』と一蹴しました。わたしは成田准教授に小線源治療の経験がないことを患者に告知しないのかと尋ねました。すると河内教授は、当初、未経験であることを患者に説明・開示する必要はないと突っぱねました。わたしはそんな患者の人権を無視したことは許されないと主張しました。すると河内教授は、手術の前日に告知すると述べたのです」

岡本医師は、手術への立ち会いを断った。河内教授の主張が非常識だったうえに、プレプランへの参加すら阻まれていたからだ。すでに述べたように、岡本メソッドではプレプランを重視する。プレプランの情報に基づいて、施術中は、超音波画像を見ながら、タイムリーに放射線分布などを確認して微調整を重ねていくのだ。プレプランなしでは、岡本医師といえども手術は難しかった。

組織への埋没と忠誠を拒否

成田医師の「執刀」に立ち会うように河内教授から命じられたころに味わった葛藤につい

て、わたしは岡本医師に質問したことがある。

どんな心境だったのだろうか。

「ジュネーブ宣言など医師の国際的な倫理綱領があることを思い出して再読しました。そこには、患者の利益を最優先することや、人体実験の禁止が謳われていました。自分の判断は医師としての基本であり、当たり前の判断であると確信しました」

わたしが意外だったのは、岡本医師が仏法にも言及したことである。

「びわ湖にかかる近江大橋を車で渡るとき、浄土から差し込む悟りの光が見えたような気がしました。ここで患者を危機から救うという天命を尽くして、抹殺されてもそれはやむえないことだと思いました。桜は春になると咲いて散ります。きれいだと言われて自己を主張し夏まで咲き続けることはしないのです。褒められても褒められなくても、やるべきことの本分を実行する。このように大自然は仏そのものです。ところが人間は努力しなければ、仏にはなれません。なぜなら魂胆を持つからです。抹殺されることを恐れて、患者さんがモルモット扱いを受けることに加担することは保身に基づく魂胆であると判断したのです。

真言宗では、人間のことを泥仏と言うそうです。人は本来仏に生まれているにも関わらず、表面は煩悩（欲）という泥が覆っているからです。真理（仏）に近づくには泥（煩悩・欲・魂胆）を落とさねばならないのです」

岡本医師は、宗教家の家に育ったわけではない。父親が会社員の平凡な家庭に育った。少年のころは、学校の成績も悪かったという。都会の小学校から田舎の小学校へ引っ越し、束縛が少ない教育環境になって、はじめて勉強を始めたのだ。医師になったそもそもの理由も、束縛されることが嫌だったからだ。

つまりもともと組織には埋没しないタイプの人間なのだ。そこにジュネーブ宣言の倫理観や仏教観が加わって、自分の職域では妥協を許さない医師になったのだろう。岡本医師が言う。

「高等学校はいわゆる進学校でした。カトリック系の学校で、校長先生は神父さんでした。卒業のとき紅茶をごちそうになったのですが、その時、ぽつりと『人生の目標としてジェントルマンとして生きるよう努力しなさい』と言われました。そのころわたしは大学さえ入れば遊べるわというような感じで、利他とかジェントルマンシップとは無縁でしたが、妙にその言葉が引っかかっていました。ずっと気になっていたのです。それがその後三〇年、頭にこびりついて、ジェントルマンってなんだということをずっと考え続けたように思います」

岡本医師には、自分なりの哲学や主義があるのだ。それは決して、大学病院の組織に馴染むものではない。

塩田学長の決断

岡本医師は、院長室での面談から二日後、一二月二七日、メールで泌尿器科の実態を塩田学長に知らせた。そして、河内医師と成田医師が自分に接触することを禁止するように求めた。岡本医師は、メールのなかで次のように述べている。

（略）これまで泌尿器科から一方的に小線源治療を成田氏に教えろという高圧的な要求を受けズルズルと事態が悪化してまいりました。患者さんにお会いすることもできず、情報開示がなされているのかの確認もできないまま、また彼らの技術訓練が、私からみて十分でないのが明白であるにも関わらず強行に泌尿器科による治療が強行され、それを私が横でサポートすることを強要されています。私から河内氏と成田氏に自分たちが初めてやる治療だというのはいつ説明するのかと問いただすと、手術の前日にやるとの回答です。大先生（岡本のことを指す）が面倒をみてくれるのだから心配ないでしょうとも、河内氏、成田氏は答えました。これ以外にも現泌尿器科に小線源治療を教育できない倫理的理由は既に非常に多くあり、その多くを塩田先生にもお伝え済みで塩田先生も私の考えに合意いただいているとおりです。

（略）今日メールをさしあげたのは上記の状況を踏まえたうえですが、このような関係悪化の中で、1月5日以降の小生のおこなう小線源治療には成田氏のみならす河内氏も乗り込んできて、成田氏にちゃんと教育をしているかを直接横で見て注文をつけることを宣言されています。

ここまでの関係悪化と恫喝の中、私の治療にまで乗り込んでこられては私は自分の患者さんにも、適切な治療がとうてい行いようもありません。

既に25日の面談以降、小生は大きな精神的ストレスを受けており、私と河内氏の関係が著しく悪化している状況で、治療の場に河内氏、成田氏が乗り込んでくるという状況は私にとって精神的にも肉体的にも、想像を絶するストレスを受けることになります。

このようなことがおこりますと彼らにはなんの関係もない私の患者さんに従前どおりの適切かつ最善の治療が行えなくなります。（略）

翌二八日に岡本医師は塩田学長から二通の返信メールを受け取った。その一部を引用しておこう。

（9：15分）現状のまま事が進むと、病院のコンプライアンスと倫理的な観点からも、憂慮すべき事態になると危惧しますので、1月5日以降のことを含め、早急に方針を検討します。先生からいただいた内容は、松末院長、村田教授にも知らせてあります。先生にはストレスがかかっていると心配しますが、必要以上に悩まれないようにしてください。山田（注：仮名）先生からも、心配してメールをいただいています。

山田先生というのは医師で、塩田学長と大学の同門でもある。岡本医師による小線源治療を受けたことがある関係で、一連の経緯を知っている。

（18：45分）今日、私は外出していましたので、私の懸念を伝えて、松末病院長に河内教授と話してもらいました。その報告を先程うけましたが、「泌尿器科は小線源治療には関わらない」ことで話がついた、とのことです。寄付講座の位置付けをはっきりさせること、現在泌尿器科に予約している患者への説明をいつするか、などについて、年明けに詳しく相談します。

「現在泌尿器科に予約している患者」とは、泌尿器科へ回され、成田医師による小線源治療が想定されている患者のことである。既に述べたように、その数は二三人にもなっていた。沢田さんもその一人である。

年が開けた二〇一六年一月、塩田学長は、泌尿器科に回された患者全員の治療を岡本医師に委ねる方針を決めた。この学長命令は、松末院長を通じて岡本医師に伝えられた。岡本医師が言う。

「松末院長から電話を受けました。そして『泌尿器科がみていた二〇余名の患者については今後、岡本先生が診察と治療を行っていただきたい』と依頼されたのです」

が、問題はこれで解決したわけではなかった。別の難題が浮上してくるのである。

3章　謎の二週間になにが起きたのか

沢田雅夫さんは、成田充弘准教授による「執刀」を待ちながら高島市立病院でホルモン治療を続けていた。泌尿器科独自の小線源治療が中止になったのに伴い、主治医が成田医師から岡本圭生医師に変更になったことは知らなかった。本来であれば、岡本医師が担当になった二〇一六年一月の時点で、高島市立病院の富田医師が、沢田さんに主治医の変更を知らせるべきだった。

沢田さんが事情を知ったのは二〇一六年の四月だった。癌告知からまもなく一年になろうとしていた時期である。高島市立病院で人事異動があり、富田医師に代わって、滋賀医科大病院から新しく派遣されてきた医師が沢田さんに経緯を説明して、滋賀医科大病院の岡本医師の外来を受診するように伝えたのである。沢田さんが言う。

「わたしがはじめて岡本先生の診察を受けたのは、五月一二日でした。癌の診断を受けてから一年近くホルモン治療を受けたあとです。泌尿器科で囲い込んでいた小線源治療患者を岡本医師に委ねるよう塩田学長が発令を出してから五カ月以上も経過してからです。岡本医師による診察の結果、長期のホルモン治療によって前立腺そのものが小さくなりすぎていることが分かりました。わたしの場合、岡本医師によれば、もともとホルモン治療は必要なかったとのことです。また、ホルモン治療の影響で、前立腺が小さくなりすぎているため小線源手術後に外部照射も併用しなければならないことも告げられました」

不必要なホルモン治療を続けた結果、小線源治療だけで完結する小線源単独治療が受けられなくなったのだ。

小線源治療は適用外だった

成田医師の治療方針にほんろうされた患者はほかにもいた。たとえば安藤博（仮名）さんは、成田医師のもとに遠方から片道三時間かけて八カ月のあいだ通院したのち、ようやく岡本医師の診察を受けた。

その結果、直腸癌の病歴があったために、小線源治療そのものが適用外であることが分かった。手術で吻合部（ふんごうぶ）にリングが使われていたために、超音波端子を挿入しても前立腺が視認できなかった。小線源治療をおこなうには超音波を通して明確に前立腺が視認できることが絶対条件である。

小線源治療の経験がない成田医師には、その判断ができなかったのだ。そのために安藤さんは八カ月を浪費したのである。

ちなみに安藤さんに付き添っていた息子さんは、成田医師に直腸癌の病歴を告げていた。しかし、成田医師は小線源治療が問題なくできると息子さんに伝えていたのである。

さらに森本彰（仮名）さんの場合は、重篤な排尿障害を訴えていたにもかかわらず成田医師は、なんの処置もしていなかった。排尿障害を放置したまま小線源治療をおこなえば、長期にわたる重度の排尿障害や尿閉になる恐れがある。それを避けるためには、最初に排尿障害を治療して、それから小線源治療をおこなう必要があるのだ。幸いに森本さんに対する「執刀」はまだおこなわれていなかった。

泌尿器科で治療を受けながらも、「執刀」だけは岡本医師がおこなうと勘違いしていた患者もいた。もちろん成田医師は、自分に小線源治療の経験がないことを説明していなかった。

ほかにも最初から岡本医師による小線源治療を希望していたにもかかわらず、成田医師のところへ回された患者が複数いた。このように数々の患者の人権に抵触する医療倫理上の問題が浮上してきたのである。

成田医師は、河内明宏医師の指示で泌尿器科独自の小線源治療を担当したわけだが、患者に危険が及ぶことを予測できなかったのだろうか。河内教授の命令に従ったというだけのことかも知れない。ピラミッド型の組織では、教授の命令が絶対であり、下部の構成員は善悪の判断をすることなく絶対服従を強いられるのだ。序章でふれたように、九州大学生体解剖事件をモデルにした遠藤周作の小説、『海と毒薬』にみる教授や医局員のメンタリティーとまったく同じといえる。

岡本医師は二〇一六年五月一九日付けの塩田学長宛てのメールのなかで、「これほどの不利益を患者さんと家族に与えてしまっているわけですから、当事者である小生も含めて病院長は患者さんに説明責任を果たして謝罪をすべきだ」と進言している。さらに寄付講座における河内教授の役職（併任教授）を解くように求めた。

塩田学長は返信のメールで、「善後策を関係者と検討します」と答えている。しかし、塩田学長は、河内教授と成田准教授に対する処分も下さなければ、謝罪の会見も開かなかった。時間がたてば自然に鎮静化すると思ったのかも知れない。ごまかしに終始したのである。

しかし、被害を受けた患者たちは、動き始めた。たとえば沢田さんは、二度に渡って、松末院長に質問状を送付した。安藤さんの家族も質問状を送った。

患者たちのこうした動きに対応していたのは、松末院長である。沢田さんが言う。

「岡本先生による手術を受けたあと、わたしは二〇一六年の一一月二一日から、外照射の治療を受けるために五週間ほど入院していたのですが、入院中に河内教授が、院長に会ってくれないかと要望してきました。面談室へ行くと、院長のほかに河内医師と腎臓の主治医、事務局の職員の四人が待ち受けていました。この面談でわたしは激しい口調で抗議したのです。なぜ、一年も不要なホルモン治療を受けさせられたのかを厳しく問うたのです。一時間ぐらい話しましたが、結局、明快な答えを得ることはできませんでした。普通、患者は医師の前では従順になるものですが、わたしは許せませんでした。謝罪も求めました。しかし、彼らは言い訳に終始して、謝罪することはありませんでした」

被害者を支援する救済会が結成された。メンバーはいずれも、岡本医師の治療を受けた患者やその家族である。もともとは沢田さんを支援することが目的だったらしい。こうして大学病院と患者の対決が徐々に鮮明になってきたのである。

寄付講座の継続がペンディングに

二〇一七年は寄付講座が始まって三年目の年にあたる。契約最後の年なので、契約更新について滋賀医科大病院とＮＭＰ社との間で交渉が予定されていた。寄付講座が開設されたころは、将来的には病院に小線源治療に特化したセンターを設立する構想があったので、それが実現するまでは、なんらかのかたちで寄付講座を継続してほしいというのが当初の塩田学長の希望だった。

ところが事態は思わぬ方向へ進む。大学病院は、寄付講座とそれに併設されている岡本医師の外来を閉鎖することで、被害を受けた患者と病院の接点を断ち切ってしまおうとしたようだ。

二〇一七年一月一六日、岡本医師は松末院長から呼び出された。この日の面談で、松末院長は寄付講座の閉鎖というカードをちらつかせた。岡本医師が言う。

「松末院長は、泌尿器科が未経験を隠して小線源治療を計画したことは劣悪な行為だと認めました。そこでわたしは、人の心を取り戻して倫理的に適正な処分をおこない被害者には謝罪するのが筋でしょう、と進言したのです。すると松末院長は、『患者に謝罪するか寄付講座を閉鎖するかのどちらかである』と言いました。被害を受け

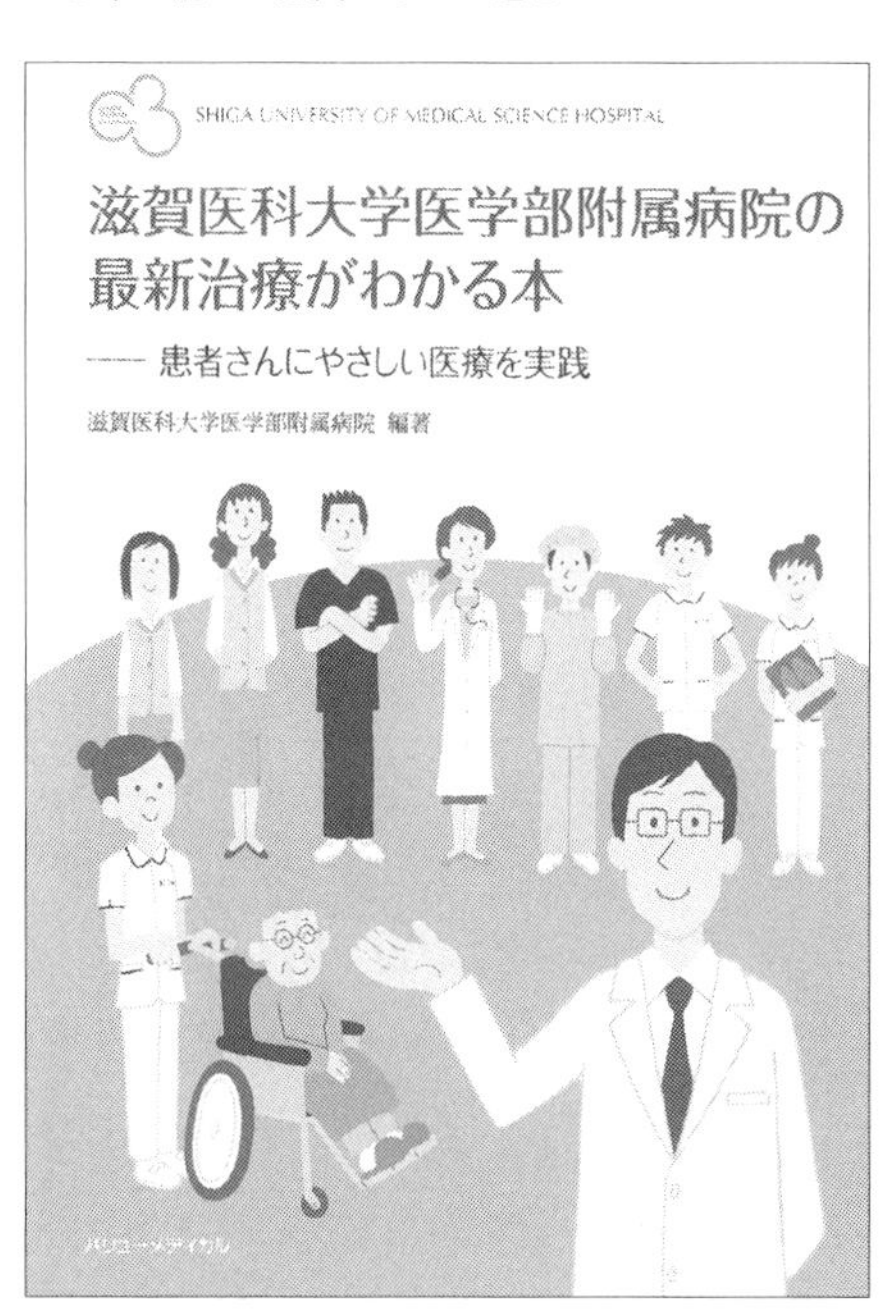

滋賀医科大病院が制作した『滋賀医科大学医学部附属病院の最新医療がわかる本』。岡本メソッドを大々的にPRしている

た患者さんに謝罪することと、寄付講座をどうするかということは、まったく別の問題ですが、それを無理やりに結び付けてきたわけです」

一方、NMP社は塩田学長からの寄付講座継続の希望を快諾して、二月になると担当者が塩田学長宛てに、「弊社内では、塩田学長からの要請に伴い、昨年末までに寄付講座の継続について株主および役員会議ですでに承認され継続可能である旨のお返事をさせていただいているという状態かと存じます」と書き送った。それが影響したのかどうかは不明だが、松末院長は六月六日にNMP社の担当者に寄付講座継続の希望を伝えた。次のような文面である。

（略）私としては、本治療法は、非常にいい方法ですので出来れば継続できる方向で進めたいと考えています。

ところがそれから約二週間後の六月二二日、松末院長は考えを翻し、NMP社に「講座延長の件はペンディング」とする旨のメールを送付したのである。中止でも継続でもなく、「ペンディング」としたのだ。

理由は、大学病院の倫理委員会で「研究にかかわることで精査する事案」が生じたためとしている。「研究にかかわることで精査する事案」が具体的に何を意味するのかは不明だが、松末院長は後日、岡本医師に対してしきりに、岡本メソッドが標準逸脱治療であるとインフォームドコンセントの用紙に記入するように求めるようになる。標準逸脱治療は、いくら治療成績がよくても、見直しの余地があるといいたいのだろうが、これまで岡本メソッドを大学病院をあげて宣伝しきたわけだから、不自然きわまりない指摘だ。

大学病院が編集した『滋賀医科大学医学部附属病院の最新治療がわかる本』（バリューメディカル刊）でも、松末院長は「前立腺がんに対する前立腺密封小線源治療は、当院の特色ある放射線治療で全国から患者さんが集まっています」と自慢している。同書の本文では、「全国トップクラスの前立腺がん小線源治療を実践」というタイトルで、岡本医師とパートナーの放射線科・河野医師による治療を紹介している。その一部を引用してみよう。

現在、小線源療法は全国120～130か所で実施されているが、治療の約3割は上位10施設で実施されているという。なかでも、全国トップクラスの治療施設として、日本中および海外から患者が訪れるのが、同院の前立腺がん小線源治療チームだ。

さらに松末院長は、岡本メソッドを「本院が取り組んでいる北米のマウントサイナイメソッドが一般的な標準的治療を超えて患者さんにとって最善の治療」（二〇一七年六月六日付け、NMP社へのメール）と言っている。マウントサイナイメソッドとは、岡本医師が指導を受けた米国マウントサイナイ医科大学のストーン教授が開発したメソッドで、このメールの中では、岡本メソッドを意味している。

二週間ほどの間に大学病院が態度を一八〇度変えた背景に何があったのか。本当に「研究にかかわることで精査する事案」が起きたのであれば、即刻に岡本メソッドを中止して、中身を検証する必要があるが、そうした措置は取られていない。と、すれば松末院長や塩田学長の心が揺れ、最終的に泌尿器科に加担して、寄付講座そのものを閉鎖し、事件をもみ消す道を選んだ可能性が高い。

浮上した岡本医師の雇用問題

寄付講座が閉鎖された場合、岡本医師は特任教授というポジションを失う。特任教授に就任した二〇一五年一月の時点で、岡本医師は泌尿器科から除籍になっているので、法的にみれば、寄付講座が閉鎖された時点で所属もなくなる。

翌月、大学病院は岡本医師の追放を確実にするためなのか、寄付講座に関する規程を突然改訂した。当初は寄付講座の期間を三年に設定して、以後、更新することで寄付講座を継続する規程になっていたのだが、改訂後はたとえ契約を更新しても、延長は最初の契約開始から最長で五年間としたのだ。つまり岡本医師の雇用期間は、たとえ寄付講座が延長されても二〇一九年年末までに限定されたのである。最悪の場合は、現行の寄付講座の契約が終わる二〇一七年末で失職することもありうる。それまでは半年しかなかった。

患者らが結成した救援会も、寄付講座終了の知らせに平穏でなくなり、継続を求めて代理人弁護士を立てた。代理人を通じて、病院と折衝するようになった。

二〇一七年八月二五日、沢田さんを含めた被害患者らが代理人を通じて滋賀医科大学側に説明と謝罪を申し入れた。これに対し病院側は一〇月二六日、顧問弁護士を通じて回答した。それによると、「岡本医師は2017年12月末をもって辞めてもらう、滋賀医科大学にいてもらっては困る」との返答であった。しかし、既に二〇一八年以後の岡本医師による治療予約が埋まっていたために、追放は世論の激しい批判を受ける恐れがあった。それを考慮したのか大学病院は、五日後の一一月一日に、顧問弁護士を通じて驚くべき交換条件を提示したのだ。

その内容とは、「岡本医師の寄付講座を一年だけ延長するかわりに被害者の訴えをとりさげろ」という内容だった。本来、二つの件はまったく別の問題なのだが、バーター案を提示したのだ。

寄付講座が廃止された場合、もっとも影響を受けるのは患者である。すでに手術を受けた患者は手術後の経過観察が受けられなくなる。また、手術の順番を待っている患者は、肝心の手術が受けられなくなる。

双方の弁護士で検討しはじめた大学病院とのバーター案について、患者らの間でも評価が別れたという。あくまで病院の不正を正すべきであると主張する強硬派とバーターを受け入れる穏健派である。強硬派の人々は、自分たちの弁護士に抗議を繰り返した。その結果、人間関係も悪くなっていったという。が、最終的には、強硬派が会の主流を占めるようになる。大学病院から謝罪がない限り、おとなしく引き下がるわけにはいかないという意見が多数を占めたのだ。

患者の人権と予約停止事件

バーター案が頓挫すると大学病院は、二〇一七年一二月末での寄付講座の終了を告知した。そして驚くべき方針を打ち出した。寄付講座を廃止して岡本医師を追放したうえで、泌尿器科において「標準的」な小線源治療を開始することにしたのだ。泌尿器科独自の小線源治療計画が再び浮上してきたのである。

大学病院が告知の中であえて「標準的」と明記したのは、岡本メソッドを「標準逸脱」と印象づけるためのトリックである。「標準逸脱」の治療が危険というイメージがあることを前提とした印象操作である。しかし、岡本メソッドは保険適用になっており、安全性も確認されている。

この種の誹謗中傷は組織の中では珍しくはない。本来は高く評価されるべき実績にあれこれと言いがかりを付けて、闇に葬ってしまう手口。学問の世界にも、芸術の世界にも、医療の世界にもそれはある。学閥や上下関係を重んずる組織の中では、可能性の芽が摘み取られてしまうことがままある。岡本医師が巻き込まれたこの事件も例外ではなかった。実績を持つ医師に対する恐るべき敵愾心が露呈しているのである。

さらに驚くべきことに松末院長は、岡本医師による診療と小線源治療（「執刀」）のコンピュータによる予約システムを停止させたのである。そのために岡本医師の外来診察を受けながら次の予約が取れない患者が約二七〇人も発生した。その中には、二〇一八年度の小線源治療（執刀）を予約済みの人も多数いた。沢田さんが言う。

「常軌を逸していると怒った患者さんが事務局に説明を求めました。わたしも数人の患者

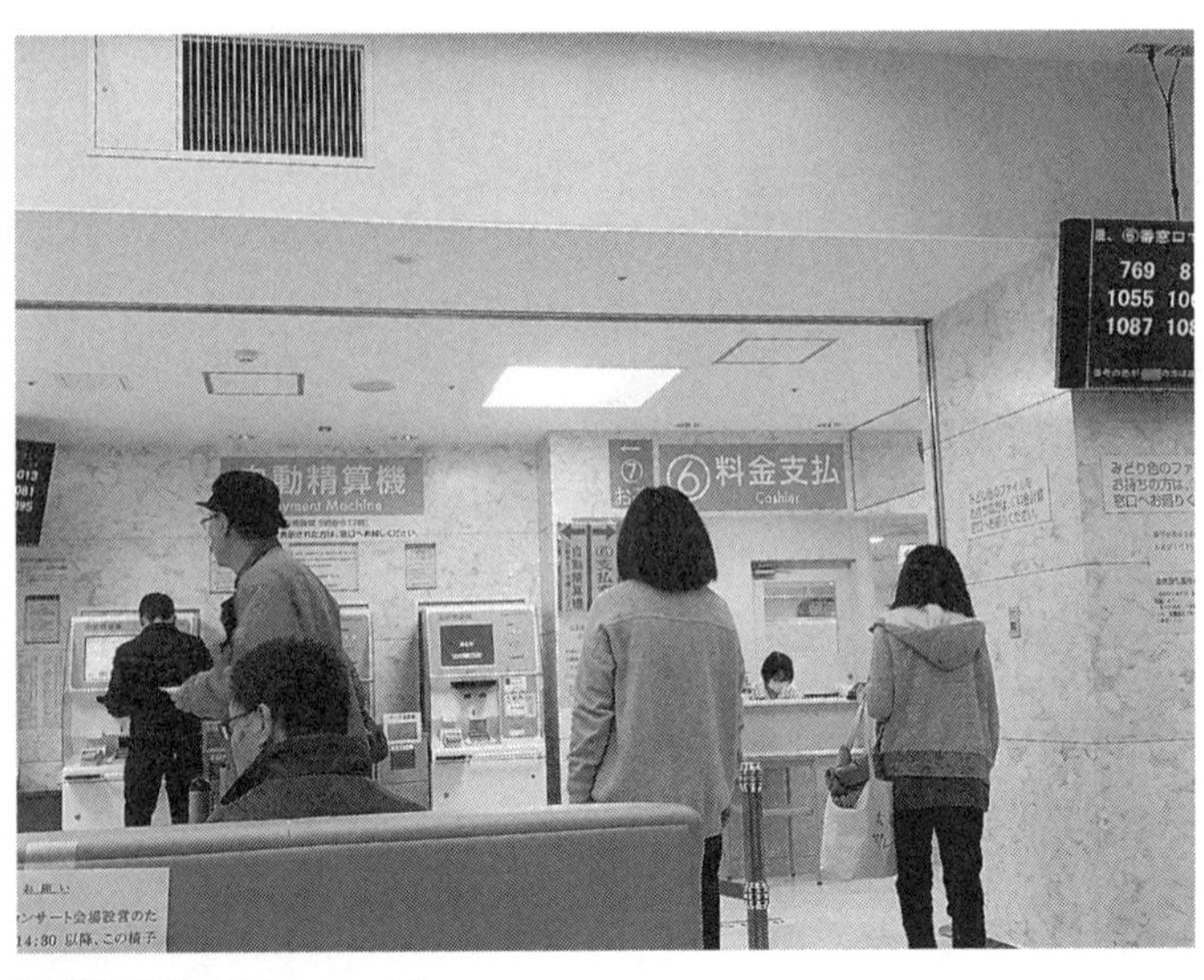

滋賀医科大病院のロビー

さんと一緒に説明を受けたのですが、怒りがおさまりませんでした」

幸いに病院は混乱を避けるために、やむなく方針を変更した。期限付きで寄付講座の延長を告知したのである。延長期間は二〇一九年の一二月末までの二年間。ただし、「岡本医師による小線源治療は一年半（注：二〇一九年六月三〇日）で終了し、その後は泌尿器科で標準的な小線源治療や経過観察を実施する」というものだった。この告知でも、「標準的」という言葉を使い、岡本メソッドがあたかも危険な治療であるかのような印象を与えている。

小線源治療の予約システムの停止は、

松末院長の命令を受けて病院の職員がコンピューターを操作した結果だった。無謀な措置だが、滋賀医科大病院の事務職員の評判は決して悪くない。トラブルが起きていることもあって岡本医師の患者は、事務職員と接する機会が多く、わたしは彼らに事務職員の人間性についても質問してきたが、個人個人は懇切丁寧な人々だという。医師についても、同じ評価だ。滋賀医科大病院の評判は表面的には決して悪くないのだ。

しかし、個々人が自分で物事の善悪を判断する気持がないのか、病院幹部の判断がひとつ誤ると、それが下部にまで容易に波及する。岡本医師の外来の予約システムを停止させたら、約二七〇名もの患者が路頭に迷うことは、フロントラインの職員も分かっていたはずだ。大混乱になることは予知できたはずだが、院長の命令がいかに非倫理的なものであっても絶対という前提で、業務命令に従ってしまったのだ。

わたしは予約システムの停止で被害を受けた患者から被害の実態を聞くために、まず二〇一九年五月、栃木県佐野市へ向かった。

次回の診療予約が取れない

石川昭雄（仮名）さんは知人の紹介で二〇一七年九月二四日に岡本医師の外来を受診した。

岡本医師は、石川さんの癌を超高リスクと診断して、ホルモン療法を適用した。ホルモン療法を経て小線源治療の手術へと進む。そのために石川さんは、「執刀」まで、何度か通院しなければならなかった。佐野市から小山市へ移動し、そこから京都市まで新幹線で行き、さらにそこからローカル線でJR瀬田駅まで行く。瀬田駅からはバスで滋賀医科大病院へ向かう。診察と治療を受け、JR瀬田駅前のホテルで一泊して、翌日、佐野市へ戻る。

石川さんにとって二度目の来院は、一二月二〇日だった。石川さんが言う。

「この日は、妻と娘を伴って受診しました。プレプランの日程を決めることになっていたのですが、岡本先生から、『次の予約が入らない』と言われました。病院の職員から詳しい事情を聞くように言われたので、職員と話しました。職員は、『申し訳ありません』と詫びた後、『今日は予約が取れないので、近日中に必ず連絡します』と言いました」

石川さんは佐野市の自宅で、病院からの連絡をまった。しかし、連絡は入らない。不安にかられ、自分の方から病院へ問い合わせてみた。

「まだ決まっていません。正月があけたら、かならず連絡します」

超高リスクの診断を受けていたので、治療が受けられなくなることが強い不安としてのしかかってきた。

年があけてからようやく連絡があった。二〇一八年の二月八日に、診察日が決まったのである。

山梨県甲府市の木村昭夫（仮名）さんは、二〇一七年一一月七日に岡本医師による「執刀」を受けたのち、最初の外来診療の際に、次回の診療予約が取れなくなった。木村さんが当日を回想する。

「岡本先生から、『病院長の不当な命令により予約が停止されています。一階の患者支援センターでこの問題の原因を問いただして事実関係の説明を求めてください。患者さんが証拠を残さない限り、のちのち病院側を問いただすことはできません』と言われました」

木村さんは、会計を済ませたあと、トラブルの対応にあたっていた事務局員に事情を問うた。すると次の回答が返ってきた。

「岡本先生は今月末までの三年間の契約医であり、契約更新の手続きが終わっていないので来年の診療予約を入れることができません。次回診察日については今月中に必ず電話を入れてご連絡いたします」

「本当に次回、岡本先生の診察を受けられますか」

「現在、上の方で話し合いをしているのでそのようにできると思います」

「診察日程が確定していないので不安でたまりません」

「そうですよね」

「岡本先生の治療を多くの患者さんが待っています。患者を見捨てるようなことをせず、以前のようにちゃんと診察ができるようにしてください」

この説明でも明らかなように、病院職員は、診療予約が取れなくなった本当の事情を正確に説明していない。よく事情を知らないのか、真実を説明しないように指示されているのかは分からない。

あるいは知らないふりをしているのかも知れない。

その後、甲府市の木村さんの自宅へ病院から診察票が送られてきた。

北海道から来院した患者の怒り

松末院長による予約システム停止事件で最も大きな被害を受けたのは、おそらく北海道滝川市に住む岩佐達也さんである。岩佐さんは、二〇一七年四月に癌の告知を受けた。癌はすでに骨盤内のリンパ腺にも転移していた。インターネットで受け入れ先の病院を探すなかで、岡本メソッドを知った。

しかし、治療を引き受けてもらえるかどうか不安だった。半信半疑でメールを送ると、岡本医師から返信があった。二〇一七年六月一日が初診となった。

滝川市の自宅から滋賀医科大病院までは七時間を要する。車で千歳空港まで二時間。そこから空路で関西空港まで二時間。さらにそこから鉄道などを乗り継いで滋賀医科大まで三時間かかる。そのために通院には二泊三日の予定を組まざるを得ない。

診察の前日に大津市に到着して一泊する。翌日に受診して、次の日の午前中の便で北海道へ戻る。

岩佐さんは、このような日程の通院を妻と一緒に繰り返してきた。吹雪のために視界が悪く高速道路の使用をあきらめて、千歳空港まで一般道を走ったこともある。飛行機で千歳空港の上空まで戻っていながら、悪天候で着陸できずに、関西空港まで引き返したこともある。その時はLCCの格安料金だったので、運賃の払い戻しを受けただけで、何の補償もなかった。伊丹市で一泊して、翌日に日本航空の飛行機で北海道へ戻ったのである。

しかし、どんな障害が立ちふさがっても、岡本メソッド以外に岩佐さんの癌を完治させる方法はなかった。既に述べたように岡本メソッドでは、高リスクや超高リスクの患者に対しては、「執刀」の前段にホルモン治療をおこなう。実際、岩佐さんは初診日から、ホルモン治療に入った。そして一二月二一日の三度目の受診の際にプレプランの日程を決めることになっていた。治療は順調に進んでいたのである。

ところが松末院長が診療予約システムを停止したために、次の予約が取れなくなったのだ。岩佐さんが言う。

「診察室の看護師の雰囲気が変でしたね。妙に岡本先生を非難しているような態度でした。廊下で『岡本』と先生の名前を呼び捨てにする看護師をはじめて見ました。そこでわたしは、『北海道から滋賀医大を頼って来ているんじゃありませんよ。岡本先生を頼って来ているのですよ。あなたに我々が頼りにしている岡本先生を呼び捨てにする資格などない！不愉快だ』と言ってやりました」

岩佐さんは、プレプランの日程が決まらないまま帰宅した。

その後、プレプラン、手術、さらに外照射と治療は順調に進んだが、診療予約システムの停止事件は、治療の最中だった岩佐さんに大きな不安を与えたのである。

4章　カルテ不正閲覧事件とピラミッド型組織

成田充弘医師による治療で被害を受けた患者二三名のうち、沢田雅夫さんら四人は、二〇一八年八月一日、成田准教授と河内明宏教授を大津地裁へ提訴した。訴因は説明義務違反である。患者には「自由な決定を行う自己決定の権利」があり、「この権利を行使する前提として、必要な情報を得る権利を有している」（原告のプレスリリース）という考えに基づいた提訴である。

小線源治療の専門医である岡本圭生医師の治療を受ける選択肢を成田医師らが示さなかったことが説明義務違反にあたるという主張である。

原告プレスリリースから主張の核心部分を引用しておこう。

被告成田医師には、原告ら4名に対し、小線源治療学講座（注：寄付講座）でも小線源治療を実施していること、小線源治療学講座の岡本医師は、小線源治療で豊富な経験を有しており、良好な成績を上げているベテランであること、他方、被告成田医師自身は小線源治療を実施した経験がないことを説明し、原告ら4名をして、小線源治療を泌尿器科で受けるか、小線源治療学講座で受けるかについて自己決定をする機会を与える説明義務があったと考えます。（略）

そもそも、小線源治療の未経験者であって特別な訓練もうけていなかった被告成田医師が、23名の患者に対して小線源治療を実施しようとしたこと自体が異常な事態です。被告成田医師が、仮に本気で小線源治療の技術を習得したいと考えたのであれば、著名な専門家である岡本医師が同一病院内にいるのだから、岡本医師の教えを請い、岡本医師の下で技術を習得すればよかったし、現に、岡本医師の下には、全国から、岡本メソッドのノウハウ、技術の習得を目指して多くの医師が研鑽に来ています。しかし、被告成田医師が岡本医師から学ぼうとしたことは、ついぞなかったということです。

ちなみに河内教授を被告にしたのは、次のような理由による。やはり原告プレスリリースからの引用である。

小線源治療学講座で多数の患者に対して小線源治療を実施しているのにもかかわらず、泌尿器科で独自に小線源治療をしようとしたのは、泌尿器科副科長である被告成田医師の独断ではなく、科長である被告河内医師の方針であったことは容易に推認することができます。被告河内医師の指示か、少なくとも承認がなければ、被告成田医師が泌尿器科で小線源治療を実施しようとすることはありません。そして、原告ら4名を含む23人の患者に上記説明義務を尽くさなかったのは、被告ら共謀の上でなされたことです。

請求額は原告ひとりに付き一一〇万円である。この請求額から察すると、裁判の目的は、被害の救済そのものというよりも、二人の医師の責任を明らかにすることである。つまり大学病院が被害者らに謝罪しなかったことが提訴の背景にあるのだ。

この裁判が引き金になって、はからずも大学病院のもろい危機管理の実態と倫理観欠如が表面化することになる。ピラミッド型の組織の弱点が露呈する。が、それを象徴するカルテの不正閲覧事件とアンケートをめぐる不正事件にふれる前に、提訴をめぐる原告と大学病院、あるいは岡本医師と大学病院の攻防を記録しておこう。

これらふたつの事件を起こした背景に、病院による裁判対策があった可能性が高いからだ。

朝日新聞のスクープ

沢田さんらが提訴に踏み切る二日前に、朝日新聞がこの裁判をスクープした。「『未経験告げず』治療計画」と題する七月二九日付の出河雅彦記者の署名記事である。記事は全国版社会面に掲載され、その後、「朝日新聞デジタル」にも転載され、滋賀医科大病院の事件はマスコミの表舞台に登場したのである。

滋賀医大病院（大津市）の泌尿器科准教授が、自らが未経験だと説明せずに前立腺がんの放射線治療をしようとしたとして、患者ら4人が准教授と治療をさせようとした教授を相手取り、慰謝料を求める民事訴訟を近く起こす。「自己決定に必要な説明を医師から受けられずに精神的苦痛を被った」としている。

医療安全の規制が強化される中、今回の訴訟は医師の治療経験を患者が治療法を決める際に必要な情報とし、提供を怠った医師の説明義務違反を問うものだ。

患者の代理人によると、准教授が計画していたのは、微弱な放射線源を前立腺に入れる「小線源治療」。同病院では泌尿器科講師が2005年に開始。この医師が米国の拠点施設で始められた治療法を発展させた独自の技法を開発し、15年1月に小線源治療に特化した寄付講座の特任教授に就任し、年間約140件行っている。

泌尿器科教授と准教授は15年春ごろから、特任教授とは別に小線源治療を計画。この治療を希望した患者で紹介状に特任教授や寄付講座の名がない20人余りを特任教授に回

岡本先生の小線源治療を残してください
滋賀医大病院は、患者の命
てください！
滋賀医科大学　前立
療患者会

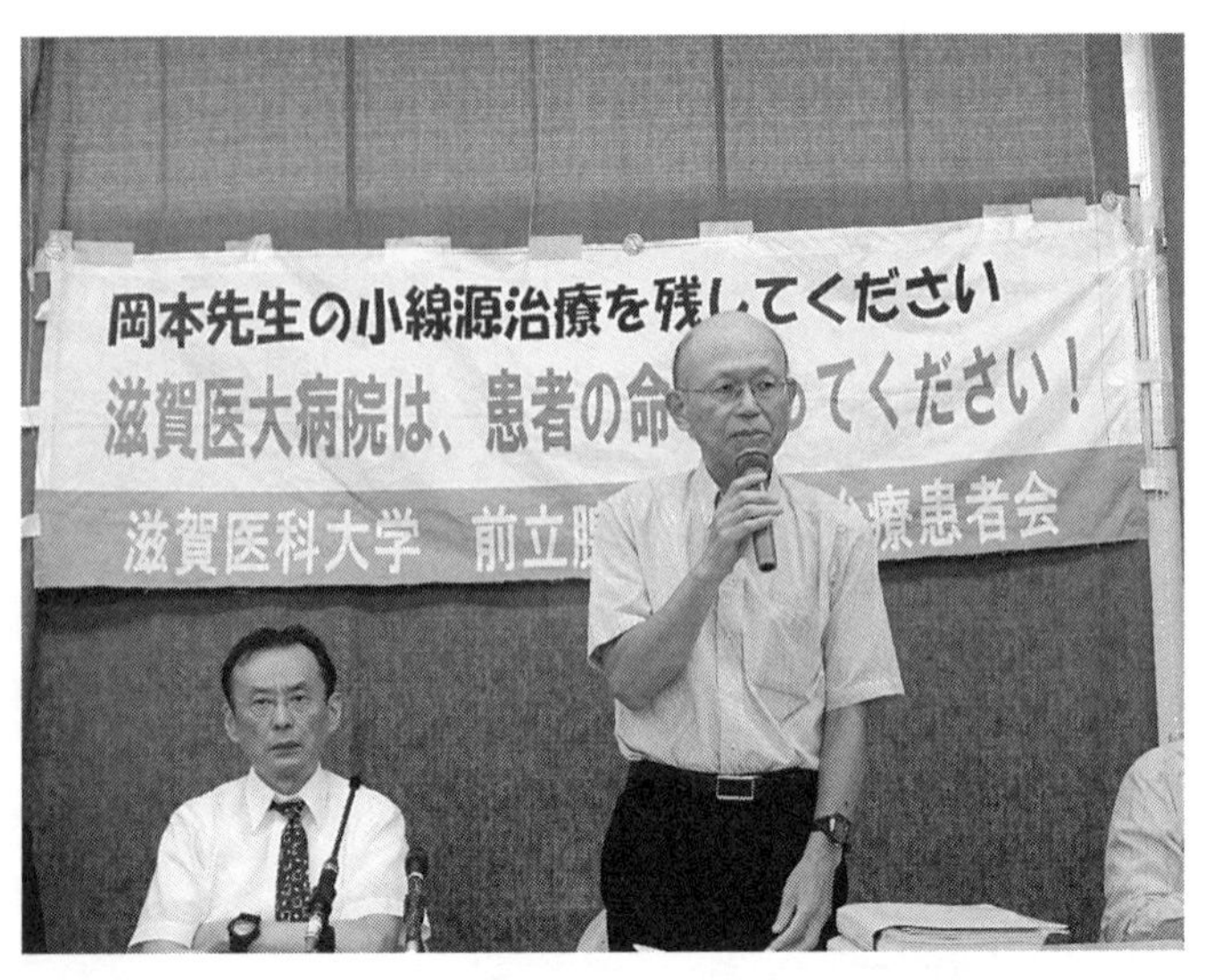

記者会見する井戸謙一弁護士（右）。岡本圭生医師（左）
（提供：田所敏夫氏）

さず、小線源治療の経験がない准教授の担当とした。

小線源治療の習得には指導医の下での研修が必要とされるが、准教授は特任教授から治療に必要な技術などを学ぼうとはしなかったという。特任教授は准教授が治療すれば患者に深刻な不利益を与えると考え、15年11月に学長に治療の中止を求め、准教授の患者は特任教授が担当することになった。

16年秋に准教授の小線源治療を受ける予定だった男性（75）は未経験であるとの説明を受けておらず、16年1月に准教授による小線源治療の中止が決まった後もただちに知らされなかったという。

16年5月に初めて特任教授の診察を受けた際、約10カ月に及ぶホルモン療法で前立腺が縮んでしまい、治療に必要十分な小線源を埋め込むことができないと告げられた。その後、特任教授による小線源治療と、放射線の外部照射を受けた。

男性は病院の対応に疑問を持ち、病院長らに文書で質問を繰り返したが、病院側から謝罪の言葉はなく、納得がいく説明も得られなかったという。男性は「必要な説明をせず、患者の人権をないがしろにした医師の責任を問いたい」と話す。

滋賀医大は朝日新聞の取材に、「泌尿器科の専門医であれば、経験のある医師の指導の下に行えば問題ない」と文書で回答した。（略）

滋賀医科大小線源患者会

原告患者四人の代理人として登場したのは、井戸謙一弁護士である。井戸弁護士は異色の経歴の持ち主だ。一九七五年、東京大学教育学部に在学中に司法試験に合格し、大学を卒業したあと裁判官になった。そして二〇一一年に大阪高裁を最後に退官して、弁護士に転じた。

裁判官としては、志賀原子力発電所二号原子炉運転差止請求事件を担当して、原告住民を勝訴させた。はじめて原発を止めた裁判官として有名だ。弁護士としては、看護師が殺人罪で逮捕され、有罪にされた湖東病院事件で再審開始を勝ち取った。井戸弁護士の事務所は、滋賀県彦根市にある。

大学病院との係争が勃発して患者らが救援会を結成したころは、患者らは井戸弁護士とは別の弁護士に係争の処理を依頼していた。しかし、患者らは、この弁護士が大学病院の不正を追及することを避け、軟着陸を求める方針だったことに不満だった。そこで、別の弁護士を選任することを検討するようになった。

と、いっても辣腕（らつわん）弁護士といわれるような人は、そう数多くはいないうえに、弁護士料が高い。一時間の相談で、少なくとも五万円ぐらい請求される。

当時の情況について、茨城県に在住する患者の安江博さんが言う。

「裁判を起こすことを前提に、新しい弁護士を探すことになったのです。そこでわたしは自分の出身校である三国ヶ丘高校（大阪府堺市）の同窓で元読売新聞記者の山口正紀さんに相談しました。山口さんが、やはり三国ヶ丘高校の出身の井戸弁護士と面識があるというので、仲介していただき、民事提訴の相談をすることになったのです」

患者たちは、裁判を支援するための「滋賀医科大小線源患者会」を二〇一八年六月に結成した。しかし、裁判提起をおこなうことに消極的な一部の患者らは、活動から遠ざかっていった。一方、大学病院の姿勢に納得できず、岡本医師の治療継続を願う患者らは、「滋賀医科大小線源患者会」に入会した。その人数は、徐々に増えてわずか半年で一〇〇〇人を超えた。大半は、岡本医師の小線源手術を受けた患者、小線源手術の順番を待っている待機患者、それに家族だった。

成田医師が代筆した告知

大学病院は、朝日新聞の記事に即座に反応した。記事が掲載されると、塩田学長名でウェブサイトに「新聞報道について」と題するコメントを掲載した。また、同じコメントを病院の掲示板にも掲載した。

その内容は、成田医師も小線源治療をおこなう資質を備えており、岡本医師が病院の方針に協力的でなかったことが提訴した患者らとのトラブルが起きた原因であるとしている。すべての責任は岡本医師にあるという言い分である。たとえば次の記述。

准教授が予定をしていた最初の小線源治療の約2週間前の2015年12月に、（注：

岡本）特任教授が学長に指導すべき准教授（注：成田医師）の治療に協力できない旨をメールで表明しました。

岡本医師が成田医師の「執刀」に立ち会うことを断ったのは事実だが、塩田学長のコメントは、その背景については説明していない。「執刀」の経験もなく、十分な訓練も受けていない成田医師の「執刀」に岡本医師が立ち会う義務があるか否かを論じなくては、岡本医師が非協力の意思を表明するメールを送付した是非を判断できないはずだが、塩田学長はその検証作業を避けている。

岡本医師はこのコメントをしばらく静観していたが、明らかに事実に反しており、内心では怒り狂っていたのかも知れない。一一月になってコメントの削除を求める仮処分を大津地裁へ申し立てた。

この仮処分裁判の結論を先にいえば、岡本医師の訴えは認められなかった。名誉毀損の判断基準は、「一般読者の普通の注意と読み方を基準として解釈した意味内容に従って判断」（最高裁の判例）することになっている。従って、たとえばツイッターの言語などは、もともと品性に欠ける傾向があるという前提で、名誉毀損認定のハードルが若干高くなる。

告知がどのように判断されるのかは不明だが、常識的に考えると、ツイッターとは逆に信頼性が高い言語とみなされるだろう。告知は組織の公式文章であるからだ。

塩田学長のコメントは、事件の経緯を知るものから見れば、確かに説明不足な部分がある。肝心な部分、つまり岡本医師が協力を断った背景にはふれていない。しかし、たとえ舌足らずな告知であっても、それによって岡本医師の社会的評価を下げたとまでは言えないというのが裁判所の判断だった。

ただ、決定文ではふれられていないが、岡本医師の名前が匿名になっていたことも、裁判所が名誉毀損を認定しなかったひとつの理由になった可能性もある。

余談になるが、大学病院は仮処分で勝訴した後、なぜかウェブサイトから塩田学長名のコメントを削除した。不思議に思った患者のひとりが、コメントが掲載されていたＰＤＦファイルのプロパティ（情報）を調べたところ、コメントの作成者が成田医師であることが分かった。朝日新聞の記事は、匿名になっていたものの成田医師の医療を批判した内容だったので、成田医師が自分で反論を書き、塩田学長の名でコメントを発表した可能性が高い。

しかし、この仮処分の申し立ては、岡本医師の激しい怒りの現れという点を除いて、さほど重要ではない。事実、岡本医師は敗訴後、異議を申し立てなかった。決定的に重要なのは、朝日新聞が報じた四人の患者を原告とする医療過誤裁判の方である。事実、この裁判から別の違法性が高い事件が派生してくることになる。

患者一〇〇〇人分のカルテを不正閲覧

二〇一八年一一月に滋賀医科大病院の泌尿器科で、岡本医師の患者約一〇〇〇人分のカルテ（診療録）が不正に閲覧されていることが発覚した。岡本医師自身がそれに気づいたのである。

カルテを不正に閲覧していたのは、泌尿器科の河内教授や成田医師など泌尿器科の医局、それに松末院長などである。さらに事務職員までが閲覧者に含まれていた。

カルテの記述には個人情報が含まれているので、主治医を除いて勝手にアクセスすることが禁じられている。そのことを閲覧実行者らも知っていたのか、閲覧の多くが休日や深夜におこなわれていた。岡本医師が、これらの事実にカルテの閲覧履歴を見て気づいたのだ。

後に述べるようにこの不正閲覧事件の背景には、大学病院が医療過誤裁判への対応を迫られた事情があったようだ。岡本医師による治療を過去にさかのぼって調査して、何かミスを発見し、それを裁判の中で攻撃材料として使おうと考えたと推測される。この点については、大学病院側の主張も紹介しながら後述する。

岡本医師は一一月二九日に滋賀医科大の公益通報担当窓口に、カルテの不正閲覧について公益通報と呼ばれる告発をおこなった。この日を境に、不正閲覧はぴたりと止まった。さらにその後、岡本医師は厚生労働省に対してもカルテの不正閲覧を公益通報した。

改めていうまでもなく、患者自身が大学病院に対してカルテの閲覧や開示を請求した場合は、不正閲覧には該当しない。そこで岡本医師は、この点を確かめるために、何人かの元患者に問い合わせたという。その結果、たとえば草川晃（仮名）さんのケースでは、事実関係の確認以前に、本人が既に他界していることが分かった。そもそもカルテの閲覧や開示を請求しようがない。岡本医師の証言をまとめると次のような経緯になる。

「わたしが草川さんを治療したのは二〇〇五年ごろでした。この患者さんの息子さんが、〇〇病院の薬剤師をしていた関係で、わたしに父親の治療を依頼してきたのです。当時、わたしはまだ一〇例ぐらいしか小線源治療の経験がなかったので、長期成績をふくめて結果は保障できないと説明しました。それでも私の小線源治療を希望されたので、手術をおこないました。幸い　治療経過は良好で、その後ずっと経過観察のために滋賀医大へ通院されていましたが、高齢になり通院が困難になったとの相談を受け、二〇一二年に地元の病院で経過観察をおこなうことで合意したのです。それ以来、滋賀医科大病院には来院されていないわけです。

カルテの不正閲覧事件が発覚したあと、わたしは二〇一九年、草川さんに対して電話で、カルテの開示請求をしたかどうかを尋ねることにしました。電話にでた奥さんに、草川さん本人に電話を繋いでくれるように伝えたところ、『先生、残念ながらうちの主人は、(注:二〇一八年)五月に他界しました』と言われました」

つまり患者本人がカルテの開示請求をしていないにも関わらず、カルテが閲覧・複写されていたことが判明したのである。他の患者も閲覧や開示の請求はしていなかった。

折しもこの時期に、患者の個人情報保護に抵触する別の事件も発覚していた。患者に対する性機能などに関する調査をめぐる事件である。事件の背景には、カルテの不正閲覧事件と同様に、やはり裁判対策と岡本医師を攻撃する材料さがしがあるようだ。この事件は、不正の発起点が裁判よりもはるかに前なので、後者の比重が重いようだ。岡本メソッドの欠点さがしが目的である可能性が高い。事件の渦中にいたのは河内教授だった。どのような事件だったのだろうか。

QOL調査票の不正運用

米国のFACT協会が版権を持つ「FACT-P」と呼ばれる前立腺癌患者に対するQO

L調査票がある。QOLというのは、Quality of Lifeのことで、文字通りに訳すと「生活の質」という意味である。

たとえばなんらかのかたちの前立腺癌治療を受けた後、尿漏れに悩まされて、自宅にこもりがちになれば、手術前に比べてQOLが悪くなったことになる。逆に、尿漏れもなく、職場へ復帰できれば、QOLが良好ということになる。

患者会のプレスリリースによると、「少なくとも2015年1月から2018年2月末までの間、滋賀医科大学附属病院寄付講座で小線源治療を受けた多数の患者に対し、前立腺癌患者に対するQOL調査（FACT‐P）が実施された」という。患者らは、入院時と退院時に調査票に記入を求められた。しかし、調査に際して、FACT‐Pについての説明と同意取得が実施されていなかった。しかも、回答を偽造した疑惑が浮上したのだ。

FACT協会のルールによると、FACT‐Pの実施に際しては、調査対象となる患者に対して調査目的を説明したうえで、同意を得なければならない。また、患者の身元を特定する情報を記入しないなどのルールがある。

これらのルールが適用されていないことに気づいた患者のひとりが泌尿器科の科長・河内医師に書面で事情を問い合わせたところ、河内医師はあっさりと非を認め、「記入していただいた調査票はカルテより削除させていただきます。以後このようなことのないように各部署に徹底をいたします」と返答した。

この時点で河内教授が、不正なＦＡＣＴ－Ｐに関与していたことが分かったのだ。調査件数は、約八〇〇件（入院時と退院時のものの総計）だった。この数字を、河内医師も認めている。

こうした状況を踏まえて、二三名の患者がＱＯＬ調査票の情報開示請求をおこなった。その結果、「退院時のものについては、23名全て、自署ではなく、他人が記名」（患者会のプレスリリース）していたことが分かった。また、「5名については、退院時調査票に、本人の考えとは異なることが記載されていた」。さらに、「自署欄に他人が当該人の名前を記載していた」例もあった。

この事件が発覚したのち、一部のＱＯＬ調査票が病院職員により無断で削除された。ＱＯＬ調査票は診療録の一部なので、この削除行為自体も不法行為にあたる。

ＱＯＬ調査票の質問項目は、患者の体調に関するものから、性機能や精神状態に関するものまで四〇項目にわたる。

回答の方法は、「全くあてはまらない」「わずかにあてはまる」「多少あてはまる」「かなりあてはまる」「非常によくあてはまる」の五つの選択肢から選ぶ。質問の具体例をいくつか紹介しておこう。

・体に力が入らない感じがする。
・痛みがある。
・友人からの助けがある。
・性生活に満足している。
・死ぬことを心配している。
・自分の病気を充分受け入れている。
・自分は男であると実感できる。
・尿が出にくい。

何が目的で、河内教授らがＦＡＣＴ協会のルールを無視して、こうした調査を実施し、患者の意思が正確に反映されていない調査票を作成したのかは不明だが、調査の対象が岡本医師による小線源治療を受けた患者になっていたことから察して、岡本メソッドをバッシングするための材料探しが目的だった可能性が疑われる。

その意味では、カルテ不正閲覧事件と同じ性質の事件といえる。背景に岡本バッシングと裁判対策があるようだ。

医療技術開発者が背負った宿命

カルテの不正閲覧とＦＡＣＴ‐Ｐの偽造疑惑がほぼ同じ時期に発覚し、患者らの不信感は膨れあがった。大学病院も、四人の患者が起こした医療過誤裁判や岡本医師が起こした仮処分申立事件への対処だけではすまなくなった。しかも、朝日新聞の報道が引き金になって、ＮＨＫをのぞく関西の主要メディアも事件の取材に動きはじめていた。

わたしがこの事件を知ったのもこの時期である。友人でフリージャーナリストの田所敏夫さんから、事件について聞き、資料を見せてもらった。しかし、当初は事件の深刻さがよく分からなかった。

ただ、大学病院の医師がおこなった公益通報に興味を惹かれた。なぜ、医師としての自分の地位をリスクにかけてまで、公益通報をおこなったのか不思議な気がした。夏目漱石の『坊ちゃん』の主人公のような正義感を感じた。同時に、こうした妥協を許さない姿勢こそが、医療技術の開発者として不可欠な資質なのかも知れないとも思った。開発者にはやはり常人とは異なった要素がある。

二〇一九年に入ると患者会は、厚生労働省や国会に陳情をおこなうようになった。たとえば一月九日には、患者会の四人のメンバーが厚生労働省と文部科学省を訪れて、FACT‐Pの問題について対応を求めた。また、一月一六日には、カルテの不正閲覧について、やはり厚生労働省に対応を申し入れた。しかし、その後、厚生労働省は解決へ向けた具体的な対策を取っていない。見て見ぬふりを続けている。

消えないカルテの閲覧歴

カルテの不正閲覧事件には、少なくとも一〇人の医師や職員がかかわっていた。患者会は大学病院に質問状（二〇一九年二月四日付け）を送付して説明を求めた。これに対して、松末院長は二月一三日付けの書面で次のように説明した。大学病院側の言い分である。

平成30年9月14日開催の本学医学部附属病院医療安全監査委員会において、前立腺癌小線源治療学講座（筆者注：寄付講座）についての報道を受け、医療内容を複数の医師の目で検討しておくことは医療安全上の極めて重要な提起であると考えられるため、本院で説明同意書や診療録等について調査を要するものであり、その結果をこの委員会に報告するものとされたものです。（略）

「前立腺癌小線源治療学講座についての報道」とは、「『未経験　告げず』治療計画」というタイトルの朝日新聞の記事を指すと考えられる。本章の冒頭に引用した出河記者の記事である。この記事は、タイトルが示すように、前立腺癌治療が未経験だった成田医師が、それを隠して治療しようとしたことが説明義務違反に当たるとして、四人の患者が提訴したという内容である。記事が問題視しているのは、成田医師の医療行為である。

ところが、それにもかかわらず松末院長は、書面の中で、朝日新聞の記事が「前立腺癌小線源治療学講座についての報道」であると述べている。前提となる事実が間違っているのだ。繰り返しになるが、記事は、成田医師による医療行為について書いたものである。寄付講座や岡本医師による医療行為について書いたものではない。

朝日新聞による成田医師の医療についての報道を受けて、成田医師のカルテを検証したというのであれば一応論理が通っているが、実際は、成田医師の医療を問題視する報道を受けて、岡本医師のカルテを検証したのである。二月一三日付けの松末院長の書面は、評論に先立つ基本的な事実関係が間違っている。

さらに松末院長の説明には、事件の時系列という観点から見て、既成事実と整合しない部分がある。松末院長は、「平成30年9月14日」に開かれた医療安全監査委員会で、過去に

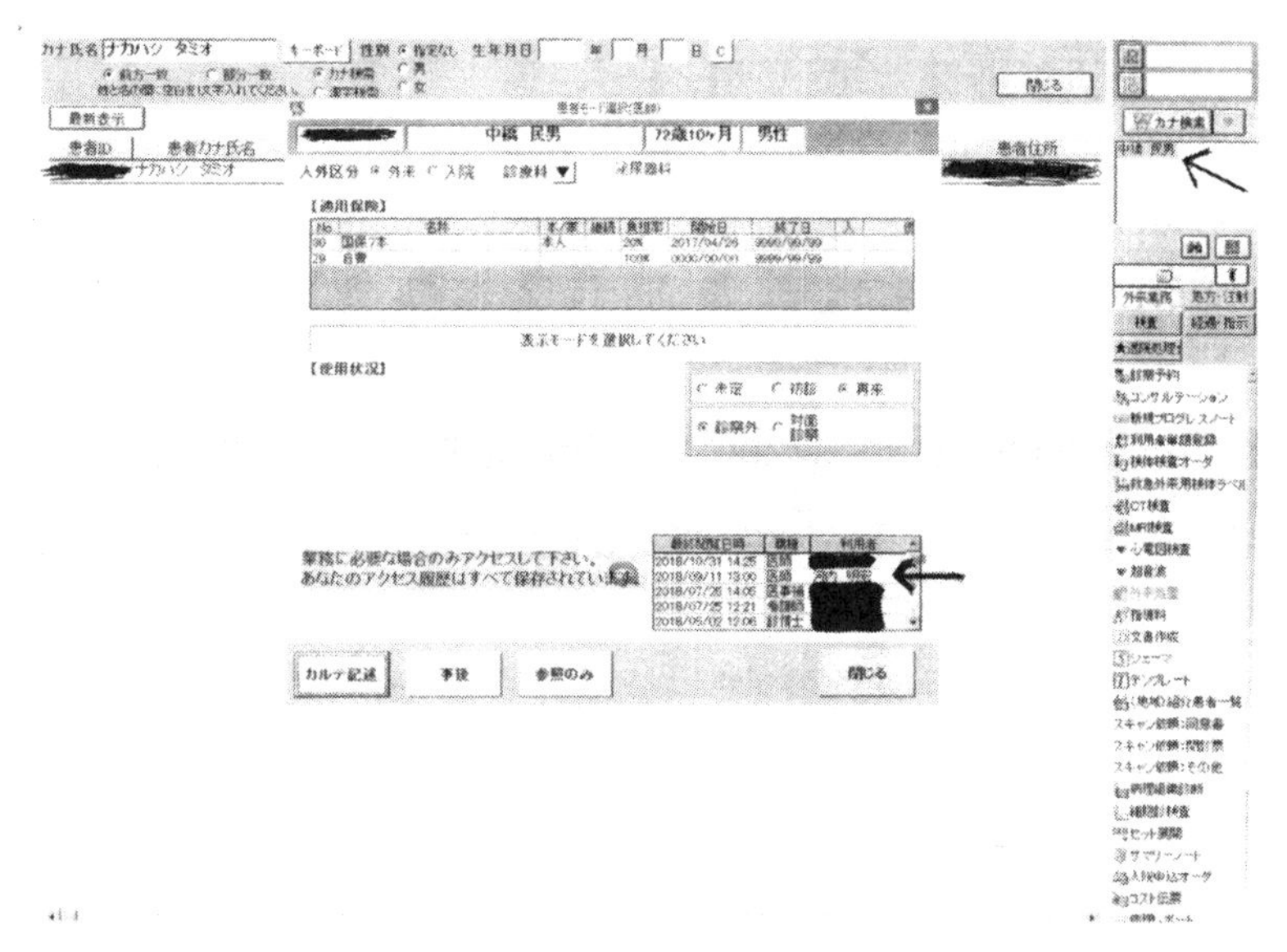

画像1　中橋民男さんのカルテ。←の箇所は、上が患者名、下が閲覧者を示す」

さかのぼってカルテの調査を実施することを決定したと述べているが、わたしが被害患者や患者会の許可を得て入手したカルテに表示されている閲覧履歴の中には、閲覧日が「平成30年9月14日」よりも前になっているものが多数存在する。

たとえば中橋民男さんのカルテ（画像1）は、九月一一日に河内医師によって閲覧されている。中橋さん自身は岡本医師の治療を受け良好な経過をとっており、岡本医師になんの不満ももっていない。もちろんカルテ開示請求はしていない。改めて言うまでもなく、河内医師とは面識すらない。

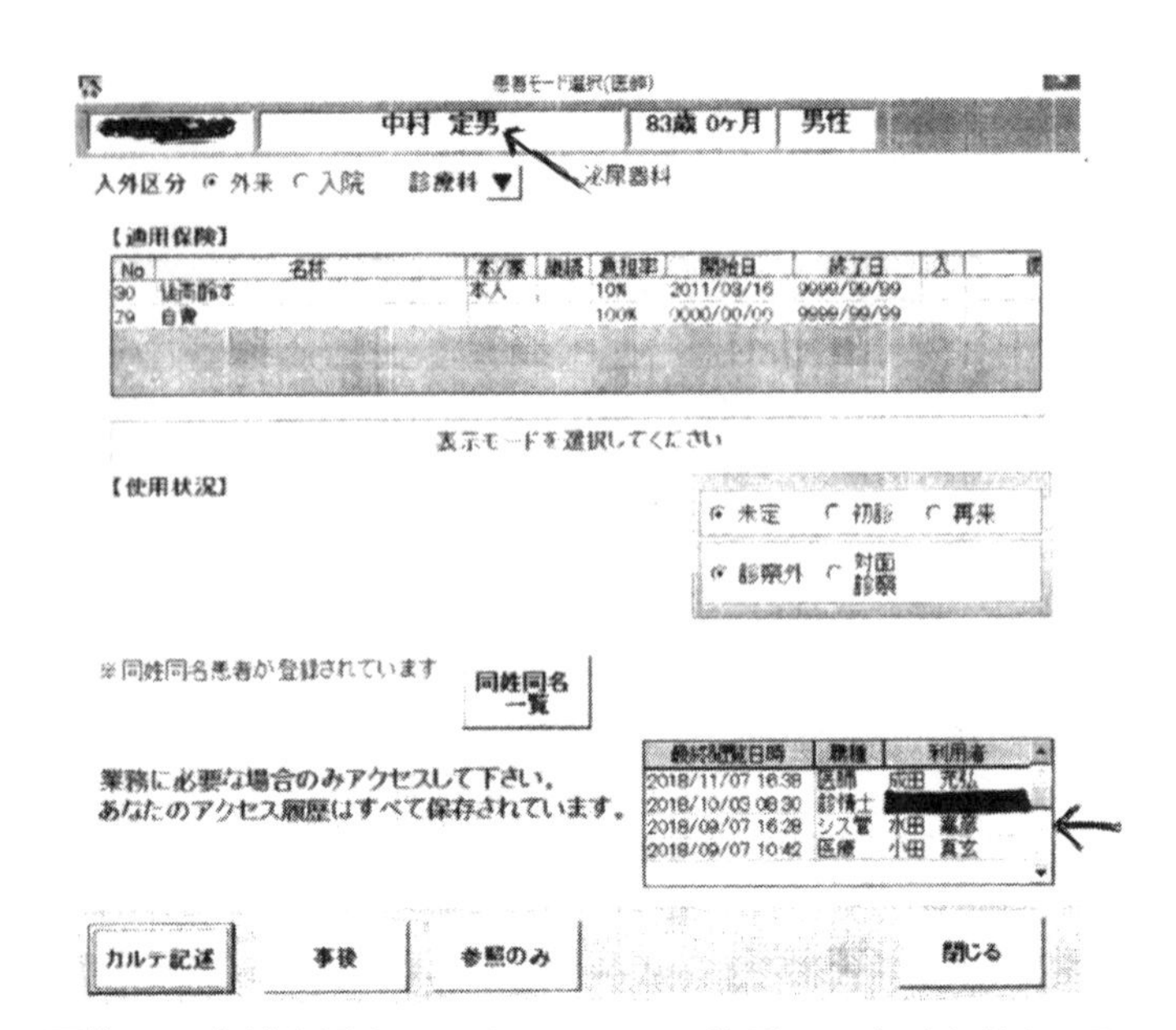

画像２　中村定男さんのカルテ。←の箇所は、上が患者名、下が閲覧者を示す

中村定男さんは一四年前に岡本医師の小線源治療を受け、経過良好で一年に一回岡本医師の経過観察外来を受診しているが、本人はカルテ開示請求をしたことがない。もちろん、河内医師とは面識がない。

中村定男さんのカルテ（画像２）は九月七日に、システム管理部の水田氏と医療サービス（係）の小田氏によって、本人の許諾を得ないまま複写された。その複写は河内教授に送られたようだ。と、いうのもわたしが取材の中で入手した病院職員のメールには、「訴訟がらみ河内先生に送ったカルテ２本」として、二人の患者名が記され、そのうちのひとり

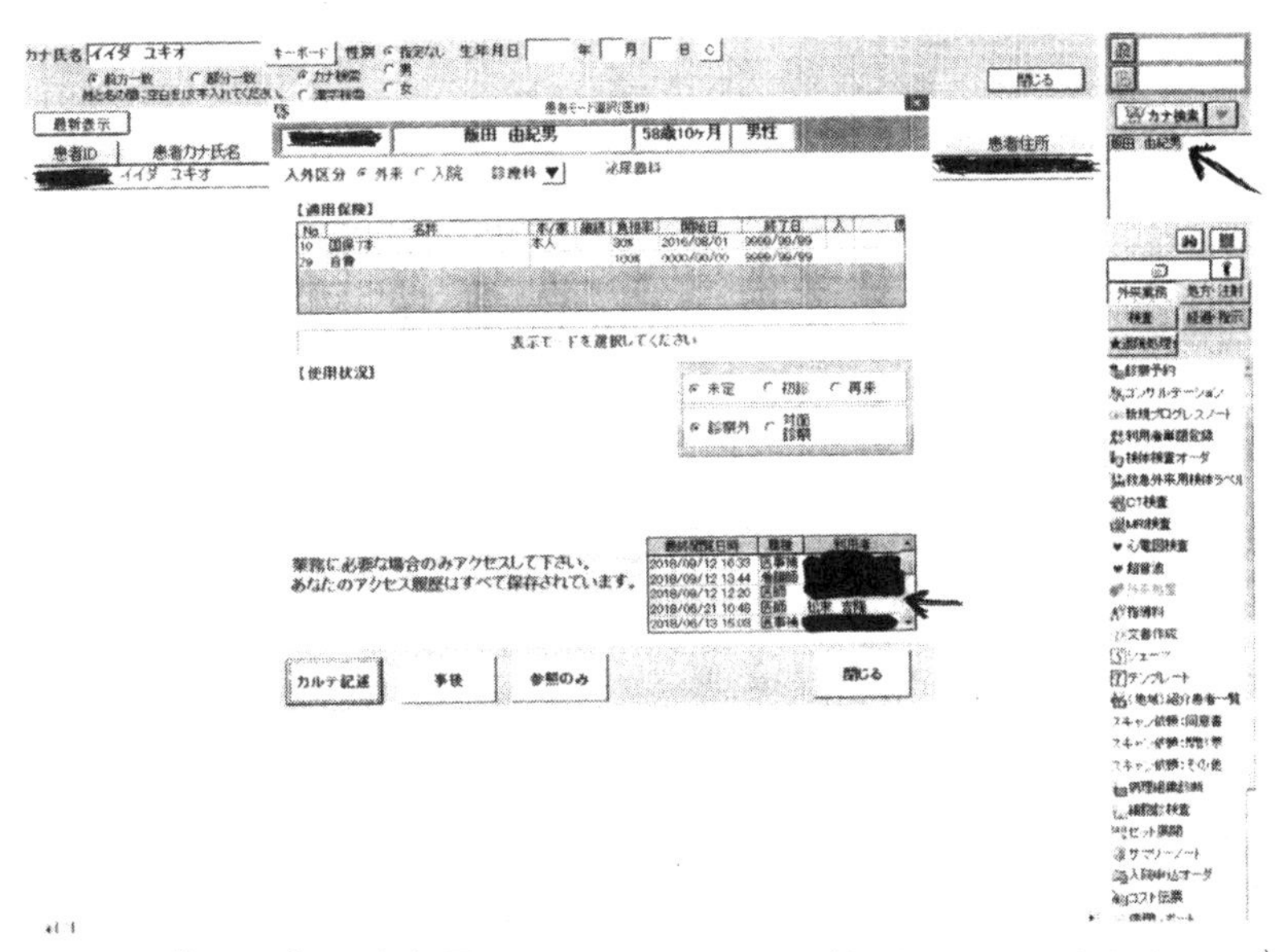

画像３　飯田由紀男さんのカルテ。←の箇所は、上が患者名、下が閲覧者を示す

が「中村さだお」となっているからだ。「段ボールにある」とも書かれている。「訴訟」とは、河内教授と成田教授が被告の裁判のことである。このことから大学病院側が訴訟目的で、岡本医師の患者に同意も得ずに無断で医療サービス課職員に命令して診療記録の複写を違法に入手していたことは間違いないといえる。

　飯田由起男さんのカルテ（画像3）は、六月二一日に松末院長により閲覧されている。四人の患者が裁判を起こしたのは八月一日だから、提訴前にも不正閲覧はおこなわれていたことになる。その目的を断定することはできないが、寄付講座の廃止を告知した後の一連の流れからすると、岡本医師をおとしめる材料を探ろうとしていたと推測される。

こうした状況からして、岡本医師が大学病院を去って「監視の目」が届かなくなると、大学側が不正を隠蔽するために、何をするか分かったものではない。

いずれにしても九月一四日に開催された医療安全監査委員会で、小線源治療患者のカルテを組織的に閲覧することが決まったとする松末院長の説明は、不正閲覧を正当化するための後付けの弁明であり辻褄があわない。不正閲覧を隠ぺいするために医療安全監査委員会の議事録までが捏造された可能性も捨てきれない。

この事件の背景に、ピラミッド型組織の論理が働いていることは言うまでもない。松末院長が断行した患者の診療予約システムの停止事件と同じ体質が、カルテ不正閲覧とＦＡＣＴ－Ｐをめぐる事件でも見られる。危機管理能力のみならず倫理感までが欠落していると言っても過言ではない。

事件の背景には、長い歳月をかけて根を張った組織の病理があるのだ。

5章　名医を追放するための論理

滋賀医科大病院は、二〇一九年三月一四日、ウェブサイトに一件の告知をだした。

平成31年4月1日より泌尿器科において、下記のとおり前立腺がん小線源治療外来を開設いたします。

本外来は2名の泌尿器科指導医が担当し、患者さんとともに小線源治療を含めた適切な前立腺がんの総合治療を行います。

また、平成31年7月からは、本院において経験豊富な放射線科医及び泌尿器科医との協働のもと、小線源治療（手術）を開始いたします。

受診を希望される患者さんがおられましたら、泌尿器科外来までお問い合わせください。

告知にある二名の泌尿器科指導医とは、成田充弘准教授と大学院生の和田晃典医員である。

成田医師と和田医師が、岡本圭生医師とは別枠で、四月一日から泌尿器科独自の小線源治療の窓口となる外来を開始するというのである。そして七月からは、小線源治療の「執刀」も始めるという。

実態のない泌尿器科による小線源治療

大学病院の発表では、岡本医師の任期が二〇一九年一二月末で、「執刀」については、その半年前にあたる六月末が期限である。しかし、これはあくまでも対外的なものであって、本当に成田医師らが泌尿器科による独自の小線源治療を開始できるかどうかは不透明な部分がある。

第一、成田医師は、四人の患者から説明義務違反で提訴され、被告になっているので治療を希望する患者を集めることが難しい。第二に岡本医師を病院から排除しなければならない。患者とのインフォームドコンセントの際に、岡本医師による治療を受ける選択肢を提示しなければ、説明義務違反に問われるからだ。こうした事情から見て、泌尿器科独自の小線源治療がすぐに軌道に乗る可能性は低い。かねてから画策はしてきたが、それを実現するためには課題が山積している。

ひとつの「対策」として、他の病院から小線源治療の専門医を招いて、手術に立ち会わせる方法もあるが、係争の渦中にある滋賀医科大病院の泌尿器科に協力する医師がいるかどうか疑問だ。

大学病院の方針がどうであろうが、泌尿器科独自の小線源治療を開始するという方針のために、多くの癌患者が岡本医師による小線源手術を受けられなくなる。待機患者は増え続けている。

岡本メソッドを頼って来院した癌患者たちにとって、岡本医師の「執刀」が受けられるかどうかは命に係わる深刻な問題であるが、大学病院は自らの方針を優先している。

こうした状況の下で、三〇名を超える待機患者の代表七名と、岡本医師は、三月一四日付け告知に先立つ二月七日に、大学病院に対して「治療妨害の禁止」を求めた仮処分を大津地裁へ申し立てた。このような裁判は前例がない。

岡本医師の代理人には、小原卓雄弁護士ら三名が就任した。また、七名の患者の代理人には、井戸謙一弁護士ら五名が就任した。待機患者の命をかけた審理が始まったのである。

既に述べたように、かねてから大学病院は岡本医師による小線源治療の手術を二〇一九年六月末で終了させると宣言していた。これに対して、岡本医師と患者らは、寄付講座の終了する一カ月前にあたる二〇一九年一一月末まで手術の実施期間を延長するように求めた。これが認められれば、三十数名の待機患者の手術枠を確保することができる。認められなければ、待機患者は、岡本医師の手術を受けられない。

岡本医師と患者らの主張に対して病院側は、手術後の経過観察の期間が半年は必要なので、寄付講座を廃止する半年前にさかのぼって手術を打ち切る必要があると主張している。双方の主張を整理すると、岡本医師と患者らは、経過観察は一カ月で十分（その後は患者が他の病院で経過観察を受けることも可能）と主張し、大学病院は、経過観察は六カ月を要すと主張した。

岡本医師と待機患者は、それぞれの観点から、治療の継続を求めた。岡本医師は寄付講座の特任教授という立場から、治療方針についてはみずからに裁量権があると主張し、待機患者らは、医療を受ける権利を主張した

「超高リスク」の癌ゆえに待機患者に

申立人に名を連ねた待機患者は、いずれも高リスク、あるいは超高リスクと診断され、ホルモン療法との併用が適用されている。既にホルモン治療を開始しているが、病院が二〇一九年の六月末で岡本医師の手術実施を終了する方針を決めているために、手術のスケジュールが決まらなかった患者たちである。

このうち鳥居浩さんは、二〇一八年五月に勤務先の会社が推奨している人間ドッグを受

け、前立腺癌の疑いを告げられた。そこで別の病院で精密検査を受けた。この病院を選んだのは、鳥居さんの父親がやはり前立腺癌の治療を受けたことがあったからだ。

一泊二日で針生検を受けたところ、一二カ所のうち四カ所から癌細胞がみつかった。担当医は父親を治療した医師ではなく、鳥居さんとは面識のない若い医師だった。針生検の際に麻酔を二回も失敗したので、鳥居さんはこの医師の技量に不安を感じたという。そこで骨への転移がないかを調べる検査を受ける前に、

「骨への転移がない場合、どういう治療になりますか」

と尋ねてみた。

「全摘です」

言葉に詰まった鳥居さんの耳に、無情な言葉が飛び込んできた。

「あなたに思い切りがあるかどうかです」

鳥居さんは、別の病院を探すことにした。幸いに勤務先の先輩が、岡本医師による治療を受けたことがあるという情報を得た。この先輩に相談したところ、滋賀医科大病院の岡本医師の外来を受診するようにアドバイスされた。

鳥居さんは、主治医に紹介状の作成を依頼した。しかし、主治医はなかなか応じてくれない。これに怒った鳥居さんの妻が病院へ足を運んで、窓口で直談判した。すると、かつて

鳥居さんの父親を治療した医師が出てきて、「申し訳ない」と頭を下げて紹介状を書いてくれたのだ。

この時点で鳥居さんとこの病院の縁は切れたのである。同時に鳥居さんは、岡本医師に自分の生命を託したのである。

しかし、大学病院側が岡本医師による小線源手術の実施期限を二〇一九年六月末までとしていたので、手術のスケジュールが組めなくなった。かといって、他の医療機関では癌を完治できる見込みは低かった。そこで鳥居さんは、待機患者になり、係争の解決を待ったのである。ある意味では「バクチ」だった。

被膜外浸潤がある前立腺癌患者

神戸市に在住する宮内伸浩さんも仮処分の申立人になった。宮内さんは、二〇一二年、五六歳のときに初めてＰＳＡ検査を受けた。結果は、八ng／㎖を超えていた。そこで大阪市内の病院でＭＲＩ検査を受けたところ癌と疑わしき影が確認された。しかし、五〇代で標準治療を受けると、再発した場合、次の治療の選択肢が限定される。

幸か不幸か、前立腺癌は進行が遅い。そこで宮内さんは、ＰＳＡ検査を定期的に受けて、経過を見ることにした。

二〇一七年一〇月にPSA値が一〇ng/㎖を超え、治療の選択を迫られた。そこで、針生検を含む精密検査を受けた。宮内さんが言う。

「全摘出か放射線外照射のいずれかの治療を勧められました。再発率を尋ねたところ三割程度は再発するといわれました。これでは何のために治療開始を引き延ばしたのか意味がありません。そこでセカンドオピニオンを求めて、インターネットで他の治療を探し始めました」

こうしてたどり着いたのが滋賀医科大病院の岡本メソッドだった。宮内さんが言う。

「岡本先生によるセミナーを収録したYouTubeを見たところ、岡本メソッドの方法論が明快に示されていました。自分が納得できる治療と医師を見つけた以上、他に選択肢はありませんでした」

主治医に岡本メソッドを受けたい旨を相談すると、

「滋賀医科大病院でトラブルが発生しているとの噂を聞いているが、それを承知であれば、紹介状を書きましょう」

と、言われた。

二〇一八年一〇月三一日に、宮内さんは、岡本医師の初診を受け、被膜外浸潤がある高リスクの前立腺癌と診断された。そこでホルモン療法が適用された。

「岡本メソッドを知ったわたしにとって、他の選択肢はありませんでした。高リスクの場合、他の治療だと五割は再発して死ぬ確率があるわけですから」

だが、鳥居さんと同じように肝心の手術日程が決まらない。宮内さんにとっても、他の治療という選択肢はありえなかった。

大津地裁が待機患者を救済

決定は、申し立てから三カ月ばかりが過ぎた二〇一九年五月二〇日に言い渡された。大津地裁の西岡繁靖裁判長は、滋賀医科大病院に対して、岡本医師による小線源治療を継続するように命じる決定を下した。

午後一時三五分、裁判所の玄関から鳥居さんと宮内さんが小走りに駆けだしてきて、門前で持ち受ける報道陣や支援者らの前で、「待機患者の救済認められる！」と書いた紙を広げた。カメラのシャッター音が一斉に響いた。

「どうでしたか?」

「勝ちました」

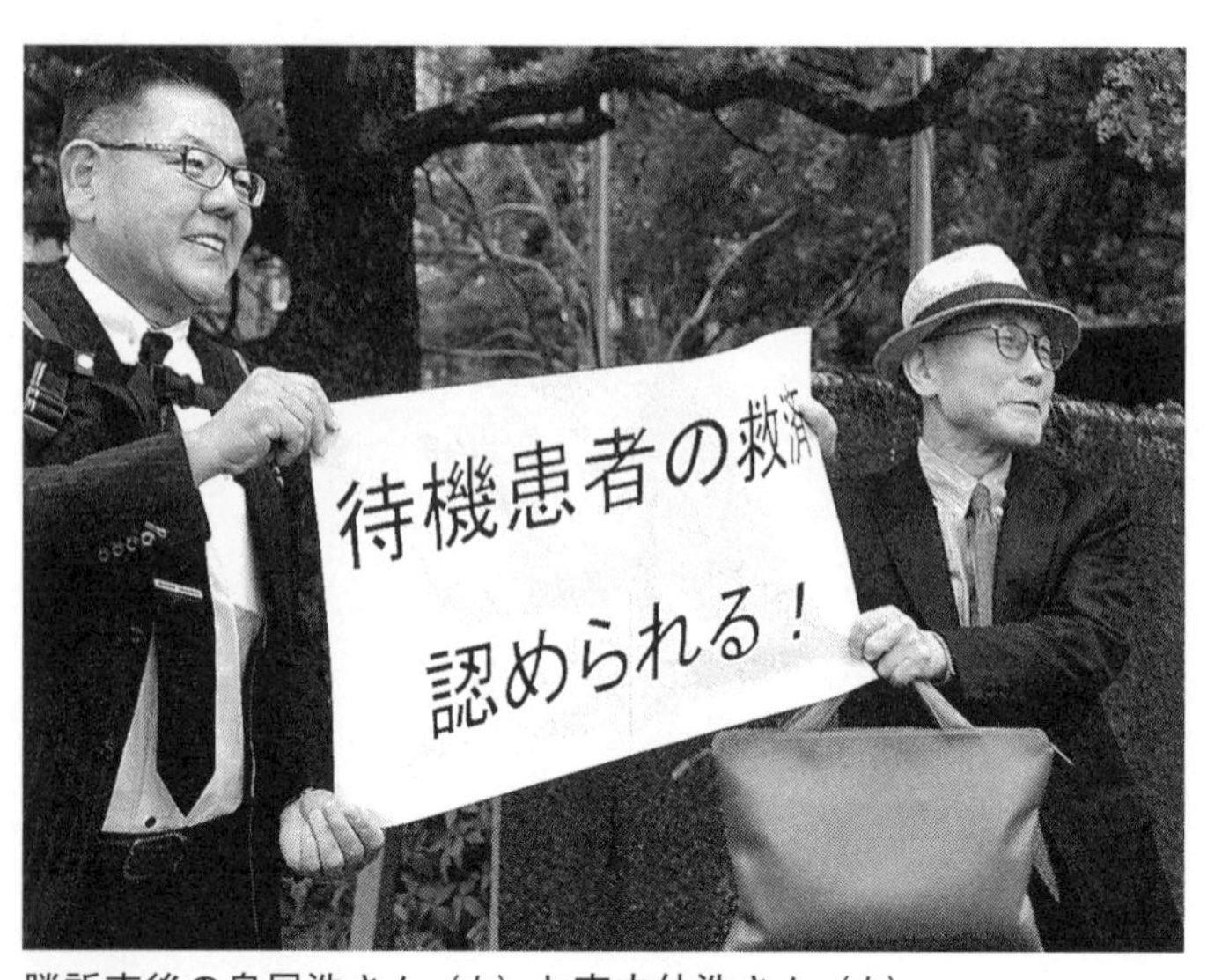

勝訴直後の鳥居浩さん（左）と宮内伸浩さん（右）

「よし！」

拍手が起こった。

「認められたのは、（申立人の）七人だけですか」

「岡本先生が治療される患者全員です」

岡本医師による最新の癌治療を妨害されていた三三人の患者を、司法が救済したことが判明した瞬間であった。

メディアによる写真やビデオの撮影が終わり、鳥居さんと宮内さんは、患者仲間の祝福を受けた。それから個別に記者の取材に応じた。宮内さんは笑みを浮かべ、落ち着いて質問に受け答えしていたが、鳥居さんは顔をゆがめて涙をこらえることが何度もあった。それでも涙がにじみでた。

岡本医師の代理人を務めた小原卓雄弁護士は、決定後の記者会見で、裁判所に敬意を表した。

「前例のないケースについて画期的な判断をしていただいた」

岡本医師も、決定を高く評価した。

「担当医として裁判所の適正な判断に敬意と感謝を表します。今回の仮処分において、そもそも医療は誰のものか？　医療とは誰のためにおこなわれるものか？という根本的なことが問われたと考えています。いうまでもなく医療は患者さんのために存在し、患者さんを救うためにおこなわれるべきです。医療を守っていく立場の人間の一人として、今回、医療の秩序を守るべき決定がなされたことは今後、社会的にも大変重要な意義を持つと考えます」

人命よりも学術研究を優先する論理

決定内容を解説しておこう。

岡本医師と寄付講座の関係

決定は、寄付講座を独立した存在であることを認定した上で、岡本医師に「寄付講座の目的、事業の範囲内で、その内容を決定して実施する裁量権が委ねられている」と判断した。治療をどのような日程で、どのような方針で進めるかを決める裁量権は、原則として岡本医師にあると判断したのである。

経過観察期間について

大学病院側は、手術後の経過観察の期間として六カ月を要するという理由をもとに、六月末で岡本医師による治療を中止することの妥当性を主張してきた。これに対して岡本医師は、最低限必要な経過観察の期間は、術後線量分布の確認検査をおこなう一カ月後までで十分であり、それ以後は、他の医療機関で患者が経過観察や外照射などの治療を受けることが可能だと主張した。

病院側は、六カ月の経過観察を必要とする根拠として、複数の学会が定めているガイドラインを提示した。たとえば日本泌尿器科学会による前立腺癌診療ガイドライン二〇一六年度版は、手術後の合併症が発生する可能性がある期間を三カ月と想定している。それを根拠

滋賀医大病院は、患者の命を守ってくだ
滋賀医科大　前立腺癌小線源治療患

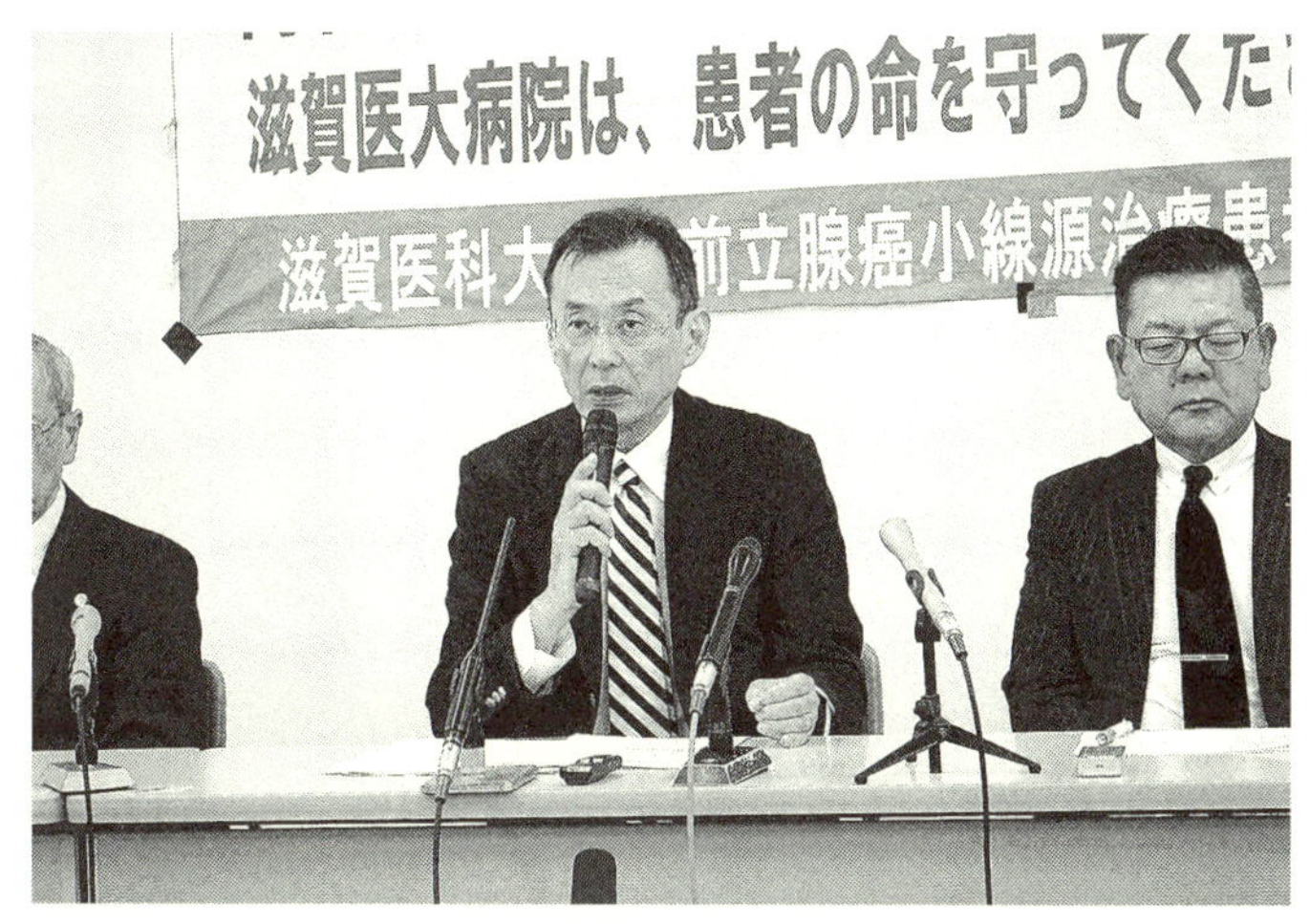

仮処分の決定の後、記者会見をする岡本医師

に、なぜか六カ月の経過観察期間を主張したのである。

しかし、裁判所は、一般的な小線源治療と岡本メソッドでは違いがあり、病院側が提出したガイドラインの根拠は、岡本メソッドには当てはまらないと判断した。

ちなみに大学側は、著名な医師の意見書を提出したが、裁判所はその主張を認めなかった。この意見書は、手術後に外部照射などの治療をおこなう場合を想定して、手術と外部照射は同じ医療機関がおこなうのが望ましいとする主張だったが、裁判所は、適切なインフォームドコンセントのもと、患者が了解していれば、滋賀医科大での経過観察は、一カ月でも問題はないと判断した。

また、病院側は岡本メソッドそのものが尿道や直腸に合併症を発生させるとの意見書も提出してきたが、裁判所は、岡本メソッドには「尿道及び直腸の過線量を避けるためのステップが設けられている」ことを認定したうえで、病院側の主張には、「医学的根拠が示されていない」と結論づけた。

安全上の問題

病院側は、岡本メソッドに医療安全上の問題があるから、治療を禁止することが正当化されるとも主張した。しかし、「具体的内容が一切明らかにされていない」ことを理由に、裁判所は病院側の主張を認めなかった。

本当に岡本メソッドに医療安全上の問題があるのなら、病院としてもっと早い段階で検証されなければならなかったが、それがおこなわれた形跡もない。岡本医師と代理人弁護士は大学病院の主張には事実関係に明らかな誤認が存在すると反論している。たとえば河内教授は患者に発生した膀胱がんによる出血を岡本医師がおこなった小線源治療による重篤な放射線性道炎として医療安全委員会に報告しているが、この報告は河内教授と病院側が岡本医師の治療における安全性に問題があるかのように情報操作したものであり、明らかな捏造があると主張している。

一方、患者らの治療を受ける権利との主張については、病院側が手術を二〇一九年六月末で打ち切ることを事前に告知していたので、認められなかった。しかし、岡本医師の主張が認められたため、結果的に待機患者は二〇一九年一一月末までは治療が受けられることになった。

大学病院が決定に異議申立

仮処分を受け入れがたい場合は、不服を申し立てることが出来る。大学病院は仮処分を不服として五月三〇日に保全異議申立をおこなった。保全異議申立とは、仮処分の取り消しを求めて再審理を申し立てる手続きである。

再審理を担当するのは、命令を下した裁判所だ。このケースでは、大津地裁である。仮に決定が覆れば、三十数名におよぶ待機患者は治療を受けられなくなる。待機患者の鳥居さんは、病院による保全異議申立について次のように話す。

「いまだに不穏な動きをやめない病院長に怒りを感じます。患者の治療を最優先すべき立場にある病院長が異議を申し立てたことは理不尽です。治療妨害をやめてほしい、患者の希望を打ち砕かないでほしい、というのが率直な気持ちです」

やはり申立人である山口淳さんは次のように話す。

「『未必の故意』という言葉があります。明確な殺意がなくても、救助などを放棄することで、人が死に至るのを傍観することです。病院側の異議申立書を読んで、まさに未必の故意を感じました。わたしたち患者は命を救ってもらうために遠くからでも来ているのです。超高リスクの患者が他のがん治療を受けても、ほぼ再発します」

山口さんは転移のリスクが極めて高い癌患者で、現在はホルモン治療で癌の進行を抑えているが、それも限界に近づいている。放置すれば取り返しのつかないことになる。

大学病院が裁判所へ提出した異議申立の書面には、その内容を弁護士に指示した大学病院の関係者の人間性がよく現れている。人命より学術研究と病院経営を優先するのが当たり前という論理を前提に書面が作成されているのだ。

わたしは異議申立書を読んだとき、人命を最優先しない考えや意識がどのような環境の中で生まれてきたのか、好奇心を刺激された。行間にかいま見えるメンタリティーに寒々としたものを感じた。ある種の残忍性とブラックユーモアすら覚えたのである。

以下、異議申立の内容を客観的に解説しておこう。

大学病院の主張の骨子は、岡本医師に裁量権があるとはいえ、それは無限ではなく制限されるべきだというものである。それを前提に、寄付講座における裁量権と、病院経営における裁量権の範囲を次のように主張している。

まず、寄付講座における裁量権については、寄付講座の設置目的の範囲を超えるべきではないと主張する。その設置目的とは、「臨床の現場における小線源治療の施術を行うことそのもの」ではなく、「岡本の実際の施術」や「臨床経験」から「得られた当該患者のデータなどを研究するためのもの」であるという。

この観点から、「(岡本医師は)すでに多数の臨床の現場における小線源治療を実施しており、これらの患者の治療データを大量に取得している」ので、「さらに、臨床現場での小線源治療を実施しなければその研究活動に支障」をきたすことはないと主張する。手術を続けるよりも、「むしろ寄付講座の最終年度の下半期は、これまでの期間に集積したデータを整理分析し、研究成果を論文にまとめるなどの作業の方がむしろ重要である」というのだ。

つまり寄付講座は学術研究の場であって、その範囲内に限り岡本医師の裁量権が認められるという主張である。患者の人命は二次的なもので、学術研究を優先せよと主張しているのだ。それゆえに二〇一九年六月三〇日をもって、癌患者の手術は打ち切るべきだというのである。

次に病院は、病院経営という観点から岡本医師の裁量権を制限すべきだと主張している。岡本医師の裁量権を拡大すると、病院に「予期できない大きな損害が生じる可能性がある」という。「具体的には、診療枠、看護師、放射線科医、機材など、物的及び人的資源の確保や、その他、治療体制の見直し、管理体制の構築の負担」などである。

さらに病院は、「寄付講座が更新される際」「小線源治療は本年（注：2019年）6月末日とすることを更新条件」としたから、手術の「実施可能期間」は「設置された条件の範囲内にとどまる」べきだとも主張している。

いずれの理由も人命を最優先するという倫理観からはほど遠い。優先しているものが外にあるのだ。大学側は、人命は二次的なものとしか認識していないのである。

抗告異議審でも岡本医師が勝訴

その後、大学病院は大津地裁に対して起訴命令を出すように申し立てた。これについて若干説明しておこう。裁判には大別して、仮処分の申し立てと本訴がある。これら二つの訴訟形態は平行して進められることもある。しかし、本訴の判決は仮処分命令に優先するという基本原則がある。

それを前提に、仮処分の審理で敗訴した場合、敗者は裁判所に対して、本訴の起訴を勝者に命じるように申し立てることができる。その申し立てがなされた場合、裁判所は起訴命令を出さなければならない。

岡本医師は、仮処分の裁判では勝訴したが、大津地裁から起訴命令を受けた。その結果、治療妨害の禁止を求めた裁判は、仮処分の審尋と本訴の審理が平行して進むことになったのだ。法的には岡本医師が本訴を起こしたことになるが、実態としては、大学病院が仮処分を不服として本訴を起こしたのである。この起訴には、患者の人命を犠牲にしてでも、岡本メソッドを消し去ろうという大学病院のただならぬ決意が感じられる。憎悪を感じさせる排除の論理がある。

話の時系列がステップするが、抗告異議審の決定は二〇一九年八月二二日に下された。舞台は第一審と同じ大津地裁だったが、裁判官の構成は変わった。第二審も別の三人の裁判官による合議制だった。結果は、岡本医師の勝訴だった。記者会見で井戸謙一弁護士は、次のように述べた。

「岡本医師側の主張を全面的に認めた決定である、とご理解いただいていいと思います。これに対して滋賀医大側がどうしてくるかですが、保全抗告の申し立てをしてくるか、これで断念して受け入れるか、どちらかです。しかし、大津地裁の六人の裁判官が同じ判断をしたということ。しかも五月二〇日付けの決定（注：第一審の決定）を踏まえた主張も、ことごとく退けられているわけですから、滋賀医大としてはこれを受け入れ、（注：大阪高裁へ）保全抗告をしないで今後一一月二六日まで、期限は切られていますが、小線源治療の実施に協力すべきであると思います」

またひとつ岡本医師を排除する理由はなくなったのである。

6章　岡本医師追放への執念

読者は、裁判の判決を踏み倒す勇気のある者はいないと思っていないだろうか。わたしはたびたび裁判を取材してきたこともあって、判決に従わない例をいくつも見てきた。たとえば新聞販売店が新聞社から一方的に取り引き中止を宣告され、地位保全裁判を起こして勝訴したが、判決の確定から七カ月後に、新聞社が一方的にこの販売店への新聞の供給を中止した事件がある。

この事件では憎悪が憎悪を呼び、その後も双方が互いに提訴を繰り返し、結局、事件の勃発から終了まで一五年を超える歳月を費やした。

傷害事件を起こした男性が、民事裁判で一〇〇万円程度の損害賠償を命じられたが、無職で支払能力がなく、被害者が泣き寝入りしたケースもある。被害者は、加害者の財産を差し押さえることを考えたが、家もなければ車もない。裁判で勝訴したものの結局、損害を回復することはできていない。

このように裁判の判決は、意外にもろい側面を持っている。滋賀医科大病院に下された仮処分の決定も、例外ではない。滋賀医科大病院がまったく決定を無視したというわけではないが、泌尿器科独自の小線源治療の計画を前へ進めるために、ある画策に走る。岡本圭生医師の排除という方針に執着して、その後も嫌がらせめいた攻撃を強めることになる。

岡本メソッドの手術枠を縮小

仮処分を受けたあと、滋賀医科大病院は新たな動きにでた。仮処分により七月以降も従来どおりに確保されたはずの岡本医師の手術枠の一部を、泌尿器科に割り当てる方針を打ち出したのだ。

泌尿器科独自の小線源治療の「執刀」に手術枠が必要になるからだ。あるいは、たとえこの計画に実態がなくても、対外的には告知したとおりに泌尿器科独自の小線源治療計画が順調に進んでいることを誇示しなければ、面目（メンツ）が立たなくなるので、こうした方針を打ち出したのかも知れない。

これまで岡本医師に割り当てられてきた小線源治療の手術枠は週三枠だった。毎週火曜日に三枠・三人の患者に対して岡本医師は手術を実施してきたのだ。四週間（約一カ月）で一二人である。ところが各月の第一火曜日の三枠が泌尿器科の枠になったのだ。

しかし、肝心の患者がいない。実際、わたしがこの原稿を書いている二〇一九年八月の時点では、泌尿器科独自の小線源治療を受けた患者はひとりもいない。患者がいないので、病院側は七月と八月の第一火曜日の手術枠を、岡本医師に返した。

ただ、わたしが関係者を通じて得た情報によると、一〇月に一件、泌尿器科による小線源治療手術の予定があるという。が、これも信頼できる筋から聞いたというだけで、確証はない。

泌尿器科の手術枠が埋まる見込みがほとんどないことは、大学病院も最初から予測がついていたかも知れない。が、少なくとも表向きは順調に泌尿器科独自の小線源治療をおこなう計画が進んでいるように見える。この計画についての告知を大学病院がたびたび繰り返しているからだ。だが、患者がいないことから察して、計画は軌道に乗っていないようだ。泌尿器科に小線源治療の専属の専門医がひとりもいないわけだから当然と言えば当然だが。

待機患者に突きつけられた踏み絵

大学病院は、仮処分により七月以降に手術を受けることが可能になった待機患者に対しても、これまでの患者には課していなかった要求を出してきた。ある承諾書への捺印を要求してきたのである。「前立線癌小線源治療実施についての承諾書」という文書だ。この文書は、来年以降は、「附属病院泌尿器科の他の医師（注：岡本医師以外の医師の意味）による治療及び経過観察を行うか、他の医療機関に紹介してもらうかを選択します」と誓約させている。次の一文である。

私は、小線源治療（手術）後1ケ月については、岡本圭生医師により小線源治療（手術）以外の治療及び経過観察をしてもらうこととし、令和2年1月以降については、附属病院泌尿器科の他の医師による治療及び経過観察を行うか、他の医療機関に紹介してもらうかを選択します。

待機患者は、この文書をどう受け止めたのだろうか。二〇一九年七月三〇日に手術を受けた地元・滋賀県守山市の山田徹男さんは、次のように話す。

「わたしは来年以降も岡本先生による治療の継続を希望していますので、捺印を断りました。幸いにそれ以上、捺印を強要されるようなことはありませんでした。ただ、深く考えないで捺印した患者さんもいるようです。水曜日に瀬田駅前や病院前で、岡本先生による治療の継続を求めるスタンディング（街宣）を実施しているのですが、その時、別の患者さんから『捺印してはいけなかったんですかね』と聞かれました」

また、八月二〇日に手術を受けた沖縄県の比嘉良雄（ひがよしお）さんも、この書面に捺印を求められたが、断った。比嘉さんは次のように抗議したと言う。

「なぜこんな事に捺印を求めるのですか。わたしは沖縄から岡本先生を頼って来たのですよ。岡本先生の腕に自分の命がかかっているのです。岡本先生に治療を続けてほしいというのが、わたしの希望です。その希望を無視するのですか。岡本先生の手術を受けるかわりに、一二月末で岡本先生による治療（注：経過観察）の中止を承諾しますとは言えません」

比嘉さんの反論に、病院の職員は押し黙ってしまったという。

病院としては、あらゆる機会を利用して、岡本医師の解雇を正当化する根拠を作っておきたいのだろう。しかし、このような要求に対して多くの患者は反発している。ましてこの書面は、医療過誤事件を起こした泌尿器科が、岡本医師が不在になった後、患者らの経過観察をおこなうことに同意を求めているのだ。

このように大学病院は、仮処分裁判の結果とはかかわりなく、岡本医師を追放する方針を押し進めていったのである。

国立がん研究センターのプレスリリースを悪用

しかし、岡本医師を追放すれば、当然、世論の批判を招くので、少なくとも表向きは正当な解雇理由を示さなければならない。患者や病院関係者に対して岡本医師は、必ずしも必要な人材ではないということを示す必要がある。

こうした情況の下で、松末院長は前代未聞の印象操作へ暴走することになる。それは国立がん研究センターの名誉をも毀損しかねないものだった。

大学病院は二〇一九年六月一一日、ウェブサイト上に前立腺癌の治療タイプ別の五年後非再発率などをまとめた資料を公表した。全体で三ページ、一部に国立がん研究センターのロゴが入ったプレスリリースが使われている。そのために読者は資料全体が国立がん研究センター制作の資料と勘違いしかねない。

わたしがここで問題視するのは、滋賀医科大病院が院長名で作成した二ページである。（次ページに示した）

この表には、「高リスク前立腺がんの日本における治療成績の比較」というタイトルが付され、前立腺癌の五年後の非再発率が、治療タイプ別、あるいは治療をおこなった医療機関ごとにまとめられている。疑問があるのは、次のデータの比較方法である。

・ロボット支援前立腺全摘除術（弘前大学）：九七・六％
・外照射放射線治療（群馬大）：九七・六％
・小線源治療（滋賀医科大学）：九五・二％

高リスク前立腺がんの日本における治療成績の比較

報告	症例数	5年生化学的非再発率	5年疾患特異的生存率	5年全生存率
ロボット支援前立腺全摘除術（術前補助ホルモン化学療法併用）[1]（弘前大）	271	97.6%	100%	不明
外照射放射線治療（寡分割照射強度変調放射線治療）[2]（群馬大）	45	97.6%	100%	不明
小線源治療（外照射放射線治療およびホルモン療法併用）（滋賀医大）[3]	143	95.2%	97.2%	95.5%
重粒子線（炭素イオン線、ホルモン療法併用）（放射線医学総合研究所病院）[4]	608	不明	98.5%	95%
小線源治療（外照射放射線治療併用、ホルモン療法併用）（京都府立医大）[5]	42	94.9%	7年疾患特異的生存率 100%	7年全生存率 95.2%

用語の説明

高リスク前立腺がんとは：がんの進行のリスクの高い前立腺がん。リスク分類の説明は最後にあります。

5年生化学的非再発率とは：5年間でPSA再発しない確率

5年、7年疾患特異的生存率とは：5あるいは7年間で前立腺がんで死亡しない確率

5年、7年全生存率とは：5あるいは7年間ですべての原因で死亡しない確率

滋賀医科大病院が院長名で作成した表（1ページ目）

1) Fujita N, et al. Neoadjuvant chemohormonal therapy followed by robot-assisted and minimum incision endoscopic radical prostatectomy in patients with high-risk prostate cancer: comparison of perioperative and oncological outcomes at single institution. International Urology and Nephrology (2018)
2) Takakusagi Y, et al. Long-term outcome of hypofractionated intensity-modulated radiotherapy using Tomo Therapy for localized prostate cancer: A retrospective study. Pros One (2019)
3) Okamoto K, et al. High biologically effective dose radiation therapy using brachytherapy in combination with external beam radiotherapy for high-risk prostate cancer. Journal of Contemporary Brachytherapy (2017)
4) Kasuya G, et al. Cancer-specific mortality of high-risk prostate cancer after carbon-ion radiotherapy plus long-term androgen deprivation therapy. Cancer Sci (2017)
5) Yamazaki H, et al. High-dose-rate brachytherapy monotherapy versus low-dose-rate brachytherapy with or without external beam radiotherapy for clinically localized prostate cancer. Radiotherapy and Oncology (2019)

リスク分類
1)-2) D'Amico 分類：PSA＞20ng/ml、グリソンスコア8以上、T2cの1項目以上満たすものを高リスク
3)-5)NCCN 分類：PSA＞20ng/ml、グリソンスコア8以上、T3a（触診上）の1項目以上満たすものを高リスク

詳しくは各論文を参考にしてください。

滋賀医科大病院が院長名で作成した表（2ページ目）

・重粒子線（放射線医学総合研究所病院）：不明
・小線源治療（京都府立医大）：九四・九％

繰り返しになるが、この表は国立がん研究センターが作成したものではない。松末院長の文責で大学病院が作成したものである。

「小線源治療（外照射放射線治療およびホルモン療法併用）（滋賀医大）」とあるのが、岡本メソッドの論文のデータである。この数字だけを見ると、岡本メソッドよりも弘前大学のロボット支援前立腺全摘除術（以下、ロボット手術）や群馬大学の外部照射放射線治療の方が成績が優れている。

当然、この比較表を見た読者は、岡本メソッド以外にも、有効な治療方法があるので、岡本医師は医学界に必要不可欠な人材とまではいえないという印象を受けかねない。

実際、わたしも初めてこのデータを見たときは、そう思った。しかし、ここに挙げられたデータの出典となっている英文の論文を見ると、比較対象となる患者背景が全く異なっていることが判明する。

なにかを比較する場合に、最重視しなければならない比較の条件が統一されていないのだ。比較対照の組み合わせ自体が支離滅裂なのだ。

患者背景が異なるデータを比較

たとえばロボット手術の五年後非再発率についての弘前大学の数値は、九七・六％となっているが、出典論文を確かめたところ、平均観察期間はたったの二年九カ月（三三カ月）だ。しかも、ホルモン療法を併用した成績である。非再発率が九七・六％という成績は、計算上の数字で、実験の平均観察期間は二年九カ月しかない。この期間はホルモン療法の効果が持続しているわけだから、非再発率が高くなるのは当然だ。

もともとこの論文は、ロボット手術とミニマム創内視鏡下手術の有用性を比較したものだ。ロボット手術の比較対象となるミニマム創内視鏡下手術の方は、経過観察期間が七年二カ月（八六カ月）で、計算上の五年後非再発率は、七六・五％である。むしろ、後者の数字の方が前立腺がん治療の実情を反映しているといえる。

実際、高リスクの前立腺癌患者の非再発率はそれほど高くない。たとえば、国内で多くの手術を実施している国立病院機構九州医療センターが公表している五年後非再発率は約四〇％である。また、がん研有明病院の成績は、六〇％台と報告されている。

ちなにみ、わたしがこれまで取材した患者のうち高リスクと告知された人の多くが、医師に五年後の非再発率を質問して、五〇～七〇％と告げられている。それが客観的な実態なのである。

弘前大学が、二年九カ月の経過観察と七年二カ月の経過観察によって得たデータを比較していること自体に疑問符が付くが、研究の主要な目的はロボット手術とミニマム創内視鏡下手術の比較であって、非再発率の研究ではない。ロボット手術を受けた患者の非再発率は、観察期間が短いのを承知の上で、あくまで参考までに記録したということだろう。ところがこのロボット手術の見かけ上突出して優れた成績に滋賀大学病院が飛び付き、我田引水に使用したのである。

ホルモン療法期間の大きな違い

群馬大学のデータとして紹介されている外照射放射線治療の五年後非再発率も、慎重に検討する必要がある。こちらも岡本メソッドよりも成績がよい。九七・六％である。しかし、論文を読むと、格段に高い非再発率のからくりが簡単に判明する。

既に述べたように、ホルモン療法をおこなっている期間中、前立腺癌細胞は退縮し、PSA値と呼ばれる腫瘍マーカーが下がった状態に維持される。群馬大学は外照射放射線治療とホルモン療法を併用しているのだが、ホルモン療法の期間が極めて長いことが好成績の理由なのだ。

ホルモン療法と他の治療の組み合わせそのものは、広くおこなわれており、特に珍しいことではないが、群馬大学の場合は、ホルモン療法の適用期間が著しく長期に渡っている。論文によると、平均で二年五カ月（二九カ月）、もっとも長い患者では、一〇年一カ月（一二三カ月）にも及んでいる。結局、群馬大学の五年後の非再発率データが良好な理由は、ホルモン療法の効果が持続している時点での再発を論じているからにすぎない。実に単純な原理なのだ。

ちなみに岡本メソッドの場合は、ホルモン療法の適用期間は、長くても一年程度である。副作用を最小限に抑えるためだ。

さらに群馬大学の研究では、研究対象となった患者から、癌がリンパ節に転移した患者を除外している。これに対して岡本メソッドでは、リンパ節に転移した患者も超高リスクの患者として治療対象にしている。岡本メソッドによる論文の五年後の非再発率のデータでは、このような通常の施設が治療対象としない超高リスクの患者が含まれているのだ。

京都府立医科大のデータは、確かに経過観察の期間が七年にも及び、非再発率も九四・

九％と高い。ほとんど岡本メソッドと変わらないように見える。しかし、このデータには、治療開始時に前立腺癌が前立線被膜をこえて局所浸潤している症例や、ＰＳＡ値が五〇ng／㎖を超えている症例は対象外になっている。岡本メソッドでは、局所浸潤している症例も、ＰＳＡ値が一〇〇ng／㎖を超えている症例も含まれている。

岡本論文では悪性度の高い癌が対象

改めて言うまでもなく、癌治療の成績を比較する場合は、その対象となる患者背景を統一しなければならない。たとえば前立腺癌では、癌の重症度を低リスク、中リスク、高リスクに分類する（岡本メソッドは、超高リスクも含む）のだが、治療効果を治療方法別に比較するのであれば、どのような病期の患者をどのグループに分類するのか定義を揃える必要がある。しかし、滋賀医科大病院が作成したデータでは、比較の条件が極端に異なっている。

重要な点は、岡本医師の論文の対象患者の平均ＰＳＡ値は二〇ng／㎖を超えているのに対し、他の論文の場合は、平均ＰＳＡ値は一〇ng／㎖以下なのである。まったく重症度の異なる対象患者に関する論文を同一レベルで論評し、表を作成しているのである。経過観察の期間やホルモン療法の適用期間が大きく異なる状況の下では、各治療法の優劣を比較しようがない。

さらに疑問なのは、大学病院は滋賀医科大学のデータとして、岡本メソッドの論文をとりあげているのだが、肝心の泌尿器科による前立腺の全摘手術やロボット手術についてはとりあげていないことだ。また、自作の比較表をあえて岡本医師との間で係争が続いている時期に、病院のウェブサイトに掲載したことそれ自体が不自然だ。しかも、資料に国立がん研究センターのロゴを付すことで、あたかも同センターが制作した表であるかのように装っているのである。

大学病院は、なんとしても岡本医師を不要な医師として印象づけたいようだ。わたしはそこに病的な執念を感じる。

大学病院の見解は比較の「条件を揃えるのは不可能」

この問題について、大学病院側の見解の掲載しておこう。わたしから弘前大学と群馬大学のケースについての見解を求めたところ、次のような回答があった。

比較の条件が統一されていないとのご質問について、今回の場合は二〇一七年以降で高リスク前立腺がんの治療成績という点で統一されております。臨床論文ではすべての条件を揃えるのは不可能で、特に前立腺癌では条件を比較的合わすことのできる前向き研究は極めて少ないのが現状です。後ろ向き研究においては、高リスク群では、臨床上、2つないし3つの治療を併用して総合的に治療成績を出すなど各施設により治療方針が異なりますので、条件を一致させるのは困難です。

弘前大学の論文は抄録にも本文にも5年生化学的非再発率が97・6%と記載されています。観察期間の中央値は33・2カ月と短いですが、統計学的には上記の5年生化学的非再発率が計算できます。

群馬大学のケースは、ホルモンの適応期間が平均で29ヶ月ですが、前立腺癌診療ガイドライン2016では「高リスク症例に対して70Gy程度までの照射に3年程度のアジュバントホルモン療法を併用することが長期予後を改善させることは明らかであるが、すでに実臨床で用いられている74Gy以上の高線量照射を併用した場合の最適な併用期間は今後の課題である」と記載されています。この論文の方法は、後者の高線量照射と考えられますが、現時点で至適な併用期間が明らかになっていない以上、前者で明らかな3

年程度のホルモン療法を行うことは全く問題ないと考えられます。

「臨床論文ではすべての条件を揃えるのは不可能」なので、「今回の場合は2017年以降で高リスク前立腺がん」という条件で統一したと言っているのだ。

しかし、既に述べたようにホルモン療法の適用期間が大きく異なっているなど、比較する患者の背景がばらばらなので、何が目的の比較なのかよく分からない。

繰り返しになるが、滋賀医科大病院のウェブサイトにもかかわらず、肝心の滋賀医科大泌尿器科におけるロボット手術の成績を公表していないのも不自然だ。岡本メソッドをバッシングすることが目的で、悪意を持って比較表を作成したと疑いたくなるのだ。データの裏付けになっている論文を読めば、無理な比較であることが分かるが、論文が英文なので大半の人は読まない。結局、表に示されたデータだけを鵜呑みにして、岡本メソッドを過小評価することにもなりかねないのである。

7章　戦後の「繁栄」、医学部の闇

二〇一九年六月三〇日の深夜、大阪毎日放送（ＭＢＳ）が滋賀医科大病院を舞台とした事件のドキュメンタリーを放送した。「映像'19　閉じた病棟～大学病院で何が起きたのか」というタイトルの五〇分にわたる長編ドキュメンタリーである。冒頭に、次のようなナレーションがある。

「今年二月、冷たい雨が降りしきるなか、病院の前で静かに声をあげる人達がいました。みな癌患者です。滋賀県大津市の滋賀医科大学付属病院に勤務するある医師の治療継続を求めています」

「病院の前で静かに声をあげる人達」とは、患者会の人達である。岡本メソッドの継続を訴えて、スタンディングなどの活動を定期的におこなってきた。ドキュメンタリーの冒頭はその一場面である。

仮処分で勝訴した直後の二〇一九年六月一日には、ＪＲ草津駅前で一五〇人規模の集会を開いた。デモ行進もおこなった。

大津地裁が仮処分審理で、二〇一九年の一一月三〇日まで、岡本圭生医師による小線源治療を継続するように決定を下したことで、それまで手術枠を確保できなかった患者らを救済する道が開かれたが、一一月三〇日以降も治療を継続するように求める集会とデモ行進だった。

「大丈夫、わたしが必ず直してあげるから」

患者たちが岡本医師による治療の継続を願う理由は、まず岡本メソッドが前立腺癌の患者にとって有効な治療方法であるからだ。それを廃止する合理的な理由はなかった。

しかし、患者自身の利害得失という観点から言えば、岡本医師が滋賀医科大病院を去ると岡本医師による経過観察が受けられなくなる事情がある。岡本医師は、仮処分審理の中で、経過観察は自分以外の医師であっても可能だと述べているが、患者の立場からすれば、自分の癌を最もよく知っている医師による経過観察を受けたいというのが本音である。岡本医師と患者の間には、医療を通じた強い信頼関係があるのだ。

たとえば鳥居浩さんは、二〇一八年九月に岡本医師の初診を受けたときの印象を次のように話す。

「岡本先生は、『大丈夫、わたしが必ず直してあげるから』と言ってくれました。診察室を後にする際に、付き添ってきた妻が先生に『よろしくお願いします』と言うと、岡本先生は妻の目を見ながら、『こちらこそよろしくお願いします』と言ってくれました。私たち夫婦はこれまでこのような言葉を医師からかけてもらったことがありません。本当に岡本医師への信頼が芽生えたのです」

既に述べたように、鳥居さんは待機患者だったが、仮処分で救済された。そして七月一六日には、岡本医師による「執刀」を受けた。

また、二〇一五年五月に岡本医師の初診を受けた東京在住の岩本武（仮名）さんは、癌の恐怖から解放されたときの喜びと安堵を次のように回想する。

「大学病院のウェブサイトには、岡本先生のメールアドレスが公開されていました。だめもとでSOSのメールを送ったところ、その日の夕方に返信がありました。岡本先生の外来を受診して、九九％治りますと言われたときは、本当に安堵しました。東京へ帰るとき、新幹線の窓外を流れていく風景が明るく見えました」

鳥居さんも、岩本さんも、滋賀医科大病院を選ぶ前に高リスクの前立腺癌と診断されていたので、一縷の望みを岡本メソッドに託したのである。そして治療を通じて岡本医師による医療を体験したのだ。

癌患者の心のケアー

医師と患者の関係が良好なことが望ましいことは論を待たないが、患者相互の支援も医療の大事な要素になる。

岡本医師は、超高リスクの癌と診断された山口淳さんに対して、患者会の日野龍一（仮名）さんを紹介した。日野さんは、高リスクの前立腺癌に対する小線源治療の体験を「じじ……じぇんじぇんがん」というウェブブサイト（http://jjzzg.napspot.com/）で分かりやすく紹介している。

医師ではないが、卓越した文章力とメディア関係の仕事で得た取材力を武器にして、前立腺癌の治療法について詳しく調べ、みずからの前立腺癌体験を柱にして、テーマごとにブログ記事を作成した。治療法を選択する上で、日野さんのウェブサイトを参考にした患者は少なくない。

日野さんは栃木県に在住しているので、東京に住む山口さんにとっては、距離的にも近い。山口さんにとっては直接アドバイスを受けることができる人だ。

面談の日程を決めるために、山口さんが日野さんに連絡した。日野さんが栃木県から上京することになった。癌告知を受けて心が混乱している山口さんに対する配慮である。山口さんが言う。

「日野さんから転院する際の交渉の仕方などいろいろとアドバイスを受けました。岡本先生が大学病院との係争に巻き込まれており、わたしが最終的に岡本先生の治療を受けられないという懸念もあったので、最初に受診した病院との関係もよくしておく必要があるとアドバイスをもらいました。動揺していた時期なので、日野さんの支援は心強かったです」

患者会が岡本医師の治療の継続を求めて運動している背景には、自分たちが受けた医療の火を消してはならないという思いがある。治療技術の素晴らしさを実感しただけではなく、精神的な支援体制をも含めて、医療のあり方を考える体験をした結果にほかならない。

日本の医学界の体質問題

二〇二〇年以降、岡本医師を雇用する医療機関があれば岡本メソッドは継続されるが、その壁は高い。小線源治療に要する医療機器を備えた病院の数が限定されている上に、医師の就職にも、人脈や学閥が絡んでくることが多いからだ。日本では、医師の実績が就職を左右する全要素ではない。どのような仕事をして、どのような医療上の実績を残したか、さらにはどれだけ患者に寄り添ったかという評価よりも、むしろ学閥や派閥の力関係が影響する。

医療の世界に限らず、この国には戦前からそうした体質がある。国家が太平洋戦争へ突き進む中で、自由闊達な空気はどんどん失われ、自分の頭で考えて行動する人間を排除するようになったのである。それに変わってピラミッド型の全体主義が影のように根を張っていった。戦争による人命の犠牲という点を除けば、従順な国民の育成こそが太平洋戦争がもたらした最大で、取り返しのつかない負の遺産にほかならない。

エンジニアリング出身で、大学医学部との共同研究の経験のある渡邉建氏（理学博士、元東京理科大助教授）は、次のように言う。

「この事件の本質は、意外に単純だと思います。要するに岡本医師の実績に対する妬みですよ。岡本医師は、北海道大学を卒業して京都大学で博士号を取ったわけでしょう。昔のいわゆる官立の名門大学を出た医師が、地方の医科大病院などへ行くと、上司からはあまりよく思われません。まして彼の場合、小線源治療で非常に名のとおった医師でしょう。人気があって、全国から患者さんが集まってくるわけです。実績があまりない教授らにとっては、めざわりでつぶしたい存在だったのだと思います。この事件は、いろいろな見方ができますが、根底には泌尿器科の教授による岡本医師にたいする妬みがあったのだと思います。医師は、所詮はエンジニアと同じく、医療技術者ではないですか。疾患の診断は正しく、必要な手術の腕が確実でなければ、話にならないでしょう。そういう意味で、医師（医療技術者）

も、たえず勉強・調査し、普段に手技の腕を磨くことが大事ではないでしょうか」。

意にそぐわない医師を追放するためには、全く手段を選ばない。「治療妨害の禁止」を求める仮処分審理の中でも明らかになったように、岡本メソッドの評判を低下させるために、大学病院は根拠のないインシデント報告までおこなっていた。また、権威ある研究者に恣意的な意見書を出させた。

しかし、既に述べたように司法認定は勝ち取れなかった。完全に敗訴したのである。それにもかかわらず大学病院の教授らが他人の実績をおとしめる行為を見境なく続け、それを黙認し、許してしまうところに現在の大学病院がかかえる問題の深刻さがあるのだ。

「ことなかれ主義」の官僚と国会議員

こうした状況の下で、患者会は岡本医師による治療の継続を求めて、国や省庁とも折衝してきたが、真摯な対応はおこなわれていない。国立の医科大学に対する忖度なのか、医学界に対する忖度なのか、まるで他人事のような扱いを受けてきたのである。単なる病院内の派閥争いと勘違いしている可能性もある。少なくとも取材したわたしは、請願を受ける国会議員や官僚の側に、深刻な問題という認識が欠落していたように感じた。

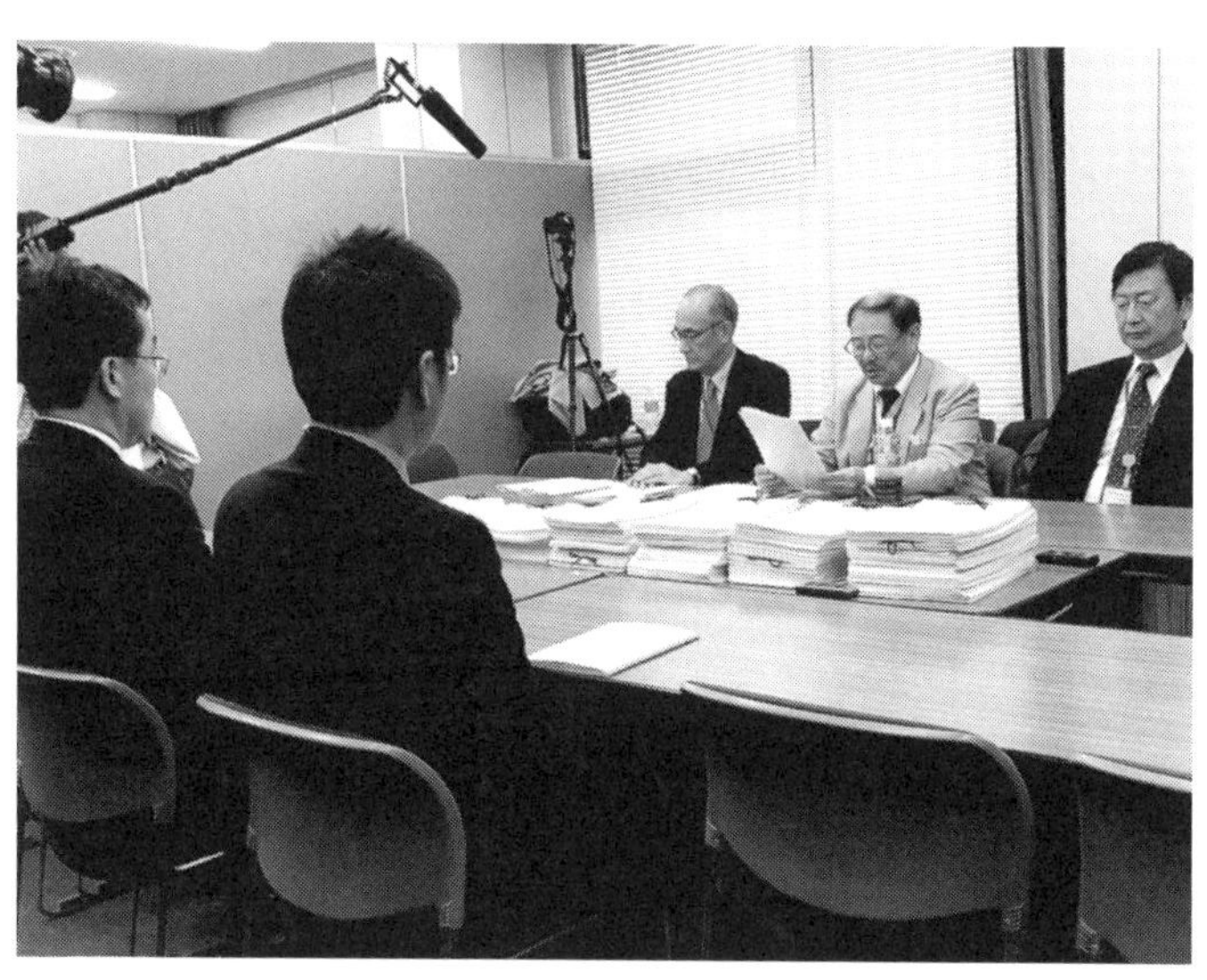

厚生省で請願する患者会のメンバー

たとえば二〇一九年三月一三日に患者会の代表四人が、約二万八〇〇〇筆の署名を持参して、厚生労働省に請願した際、対応した北波孝・医政局総務課長は、次のような冷たい言葉を発した。

「出来ることと出来ないことがありますが、こういう請願があったことは滋賀医大病院へ伝えます」

厚生労働省もひとつの組織であるから、上層部が問題の解決に乗り出さない限り、請願しても意味がない。官僚は、組織の中の駒でしかない。上司に対して進言するなどということは、みずからの立場を危うくさせるだけだ。職場での孤立を招きかねない。

厚生労働省の職員ひとりひとりは、見た目が悪いというわけではない。むしろ親切で礼儀正しく見える。しかし、組織のなかではみずからが善悪を判断して、みずからが行動に移すことはほとんどない。方針を決定する権限がない事情もあるが、波風を立てないことが処世術として染みついているからだろう。「ことなかれ主義」に徹しているのである。

国会議員に対しても患者会は、二〇一九年三月一三日、請願に出向いたが、他人事のような対応を受けた。

国会議員が多忙であることを考慮して、患者会は面談の時間を昼休みに設置した。五人の国会議員、あるいは国会議員秘書が面談に参加した。請願団の中には、当時、岡本医師の手術を受けることを病院から妨害されていた待機患者らの姿もあった。このうち山口淳さんは、直接に自分が置かれている状況を訴えた。国会議員に「助けてください」と懇願したのである。すでに手術を終えた安江博さんらも国会議員らに対して、問題解決への協力を要請した。

ところが驚いたことに、面談中に二人の議員が退出してしまったのだ。最後まで残ったのは三人だけだった。患者会の人達は当惑を隠せなかった。二人目の議員が、パイプ椅子を引いて席を立った瞬間、安江さんの顔が引き吊っていた。

もちろん国会議員が請願を受けた案件を全て処理することはできるわけではないが、問題は、面談そのものが形骸化していることだ。二万八〇〇〇筆もの署名を持参して、命のかかった問題を請願した患者会に対して、国会議員がどれほど真剣に対応したのか疑問が残るのである。

滋賀医科大病院の事件はなかった事なのか

日本に昔から幅をきかせている組織を見ていくと、そこには個人の意思を抑制して、組織への忠誠、あるいは組織への追従を誓わせる傾向がある。個人として善悪を考え、行動する者は組織にはなじまず、冷遇される。排除される。「村社会」の論理があるのだ。

実力や正義感よりも組織の秩序と人間関係を重視する風潮があり、それが社会通念にすらなっている。いまだに前近代的な上下関係が幅を利かせ、それにより倫理判断を狂わせる状況が延々と続いているのだ。

その点、新興の民間企業の方がはるかにグローバル化されている。成果主義の害という別の考察点はあるが、組織のありかたの国際標準という観点からすれば、旧来の組織よりもはるかに進んでいる。学閥や上下関係よりも、実績と実力を重視しなければ、国際競争に生き残れないからだ。旧来の企業もこうした傾向には逆行できない。

いまや民間企業で不祥事が起きれば、まず企業のトップが記者会見を開いて、事情を説明するのが常識だ。不正の隠蔽は、グローバル化された世界では通用しない。医療機関も不祥事が発覚すると記者会見するケースが、以前に比べると増えてきた。
ところが滋賀医科大病院の事件では、記者会見すら開かれていない。大阪毎日放送や朝日新聞をはじめ関西の主要メディアが繰り返し事件を報じているのに、大学病院はおおやけの場では事件について説明していない。
肝心の最高責任者・塩田浩平学長が黙り込んだままなのだ。まるで事件など起きていないかのように、平穏を装っている。そして二〇一八年三月一五日には、事件の渦中にいる松末吉隆院長を院長に再任したのである。松末院長による予約停止事件から三カ月しかたっていない状況を考えると尋常ではない。選考基準を満たしたことがその理由だが、次に引用する選考基準を松末院長は本当に満たしているのだろうか。

1，人格が高潔で、学識が優れ、かつ、大学における教育・研究・診療活動を適切にかつ効率的に運営することができる者。

2，医療安全、患者安全を第一に考える姿勢及び指導力等を有する者。（以下、略）

塩田学長と松末院長の間では、本書で取り上げてきた滋賀医大病院の倫理違反事件はなかったこととして処理されているかのようだ。

志半ばで退任した心臓血管外科医

日本の医学界をみると、岡本医師が巻き込まれたようなパワハラ事件はほんの氷山の一角である可能性が高い。実際に岡本医師以外にもパワハラを受けた医師はいる。しかも、その医師は、岡本医師と同じ滋賀医科大病院の医師である。心臓血管外科の浅井徹教授だ。幸いに浅井教授は、滋賀医科大病院を退職して、順天堂大学医学部附属病院に再就職することができたが、自分が受けたパワハラについては納得していないようだ。

二〇一九年三月一〇日に開かれた浅井教授の退任就任記念祝賀会に参加した心臓血管センター金沢循環器病院の関係者が、次のようにブログに書いている。

（略）浅井先生は当院（筆者注：心臓血管センター金沢循環器病院）で1994年から2001年まで約7年間心臓血管外科医として勤務、私自身は1999年から3年間一緒に仕事をさせていただきましたが、その卓越した手術技術と業績を買われて２００２年滋賀医大教授となり、17年間滋賀県のみならず近畿全域そして日本全国の心臓大血管疾患患者の手術治療を行い、また若き外科医の育成にも取り組んで来られました。

最後の挨拶では、予定外の志半ばでの退任でもあったため医局員に対する想いで言葉が詰まるところもありましたが、自分はエリートでもなんでもない、常に謙虚に、そして様々な困難があって転んでもただでは起きず、後ろを振り向くことなく進んできたという彼の信念が語られ、胸が熱くなりました。

週刊誌『ＦＬＡＳＨ』（二〇一七年二月七日号）が、「日本一の名医『神の手』たちの手術現場」という特集の二回目で浅井教授を紹介している。その中で、ある国立大学教授のコメントが紹介されている。

「（筆者注：浅井教授は）メディアに登場することはほとんどありませんが、医療界ではかなりの有名人です。滋賀医大教授就任から10年で、心臓胸部大血管の症例数は約3倍に。『大学病院を変えた外科医』として同大心臓血管外科の存在感を急速に押し上げています」

『滋賀医科大学医学部附属病院の最新治療がわかる本』でも、浅井教授は紹介されている。

それによると、「金沢大学卒業後、米国・ニューヨーク大学メディカルセンターの日本初の胸部心臓外科フェローとして、心臓血管手術の修行を積んだ」。「24時間365日断らない医療」に取り組んできたという。

わたしは滋賀医科大病院の泌尿器科をめぐる事件を取材する中で、浅井教授の件を知った。ここで紹介した『FLASH』や『滋賀医科大学医学部附属病院の最新治療がわかる本』の記述を裏付ける証言も得た。たとえば滋賀県草津市の福田孝夫（仮名）さんは次のように話す。

「わたしが住んでいる団地の近くに浅井先生の自宅がある関係で、自治会で浅井先生の講演会を開いたことがあります。200人ぐらい集まりました。浅井先生は、どのような症状の時に緊急に医師に連絡しなければならないかを説明して、緊急時に備えて自宅の電話まで教えて下さいました」

滋賀医科大病院には、「出る杭は打たれる」風潮があるのだろう。

職場を追われた志村福子医師

滋賀医科大病院とは別の病院でも、名医に対するパワハラは絶えない。

たとえば『週刊ポスト』（二〇〇九年二月二七日付）は、千葉県がんセンターに勤務していた志村福子医師（麻酔科）の内部告発を取り上げているのだが、そこにも滋賀医科大病院とよく似た職場の体質がある。

記事によるとは、志村医師は、二〇一一年二月、厚生労働省に対して同センターの危険な医療の実態を公益通報したが、完全に黙殺された。厚生労働省がこの事件を調査することはなかった。

千葉がんセンターでは、「執刀医の経験に見合わない難易度の腹腔鏡手術が指導医不在のまま行われていた」というのだ。その結果、手術後に再手術を要する患者が頻発し、死亡に至る患者が次々に発生した。「過去7年間に胃や膵臓を摘出するため腹腔鏡手術を受けた患者9人（後に11人と判明）が手術後、相次いでなくなっていることが明らかになった」。

志村医師が麻酔科医として患者への危険を指摘して、実態を内部告発した時期は、問題が広く社会へ知れわたる四年前だった。志村医師は、この内部告発が原因で職場を追われた。

岡本医師と同じように、医師としての良心や倫理観から行動を起こした結果、逆に職場からの追放という仕打ちを受けたのである。こうした良心的な医師は、潜在的に多く存在しているだろう。解雇にまで至らなくても、なんらかの仕打ちを受けて悩んでいる医師がいる可能性がある。

千葉がんセンターの事件も、滋賀医科大病院の事件も、日本の医学界の体質のなかで起きた事件にほかならない。これら二つの事件では、たまたま告発者の医師らに信念があったために、問題が外部へ知れわたったのである。その意味では、氷山の一角と考えるべきだ。

医学部に蘇った戦争犯罪人

ノンフィクション作家の野田正彰氏は、『戦争と贖罪』（岩波書店）の中で、日本の戦後医学界を次のように論評している。

戦後の日本の医学は、戦争時と直結している。なんらかの反省があったわけではない。例えば中国で細菌戦を展開し、人体実験をおこなった陸軍防疫給水本部（七三一部隊）の関係者は、戦後、医学部の教授（京大、京都府立医大など）になり、公立病院の院長になり、あるいは行政の衛生部門に就職し、「ミドリ十字」のような血液製剤会社を作っていった。個々の人間を尊重しない伝統はエイズ・スキャンダルを起こした「ミドリ十字」の企業文化、そして厚生省、医学者の癒着に継承されている。

ただし、細菌戦部隊のみが医学による犯罪を行ったのではない。中国大陸で、軍医たちは中国人を生体解剖し、衛生兵の手術訓練の材料にした。戦争末期、九州大学医学部で行われたアメリカ人捕虜の生体解剖はよく知られているが、決してそれは稀な事件ではなかった。多くの軍医が手術演習、あるいは教育としてたずさわってきた「仕事」について、沈黙している。

日本は、戦争犯罪を十分に検証しないまま戦後を歩み始めた。それはなにも医学界に限ったことではない。本来は処罰されるべきだった戦争犯罪人たちが政界にも、経済界にも、メディア界にも、医学界にも何事もなかったかのように蘇り、戦後日本を牽引し、ある意味では日本に「繁栄」をもたらしたのである。

その結果、戦前や戦中と同様にどこか歪んだ精神構造が根を張り、近代化の波と共存したのである。

その負の遺産は、精神のかたちという漠然とした形態をとっているために可視化しにくいが、あまりにも大きい。過去の過ちと決別するためには、戦時中に生体実験などによって、殺人という人類で最も重大な罪を犯した医師らを、医学界から永久追放すべきだったのだ。戦後の社会に蘇らせるべきでなかった。彼らがよりどころにしていた学閥の闇にもメスを入れるべきだった。それができなかったところに滋賀医科大病院の悲劇がある。

岡本医師の追放

今回の取材を通してわたしは、医療のさまざまな側面を知った。岡本医師には、真摯に取材に応じてもらえた。

一方、滋賀医科大病院は、質問状を送ってもほとんど回答しなかった。塩田浩平学長、松末吉隆院長、河内明宏教授、成田充弘准教授に対しては、インタビューを申し込んだが、広報部を通じて次のような回答しか返ってこなかった。

　ご依頼の取材についてですが、裁判係争中であり、大学の主張は裁判の中で表明します、とのことで、４先生とも、取材はお受けいたしかねる旨、ご回答申し上げます。

メディアに対して、自分の主張を展開する姿勢すらないのだ。もちろん報道関係者からの記者会見の要請も断り続けた。なぜ事件について貝のように口を閉ざし続けるのか。今後、四人は本当に法廷に立つのだろうか。草川さんらが河内教授らを訴えた裁判はまだ終わっていない。

わたしはこの事件を取材するなかで、患者らに癌の恐怖から解放された時の心境を何度も聞いた。栃木県佐野市の木村幹夫（仮名）さんは、地元の病院で高リスクの前立腺癌と診断され、最後の望みを託して、二〇一七年九月、岡本医師の外来を受診した。午前一〇時から診察と検査が始まり、診察が終わったのは夕方だった。岡本医師が、

「もう少し遅れていたら、骨やリンパに転移していました。私が必ず治してあげます」

と、言った。

木村さんは安堵して、病院の玄関からタクシーに乗った。秋の気配が漂いはじめた雑木林の中の道路にタクシーが入ると、涙があふれてきて止まらなくなったという。自分の父親が若くして膵臓癌で苦しみながら生涯を終えるのを見ていたので、半ば希望を失いかけていたのであるが、再び生きようと思ったという。

患者らが病院の方針に抵抗し続けるのは、もちろん岡本外来が終了すれば、自分たちが岡本医師による医療を受けることができなくなるからという理由があるわけだが、わたしはそれだけでは説明し切れない何かを感じる。取材をしてきた者だけが感じる直感である。

岡本メソッドの継続を訴え続ける患者たちは、職も経歴もまちまちだ。社会運動の体験のある人はほとんどいない。しかも、大半が高齢者だ。が、それにもかかわらず、どこから

ともなく患者らが集まってきて岡本医師による治療の継続を訴え続けるのは、不治の病から命を救ってくれた医師が、大学病院から理不尽に追放されようとしているとき、人間として黙っているわけにはいかないという思いがあるからではないか。

そこにわたしは、閉塞感が漂う世界の中に、ほのかな光を見るのである。

エピローグ　事件と患者達のその後

事件の展開と待機患者のその後を若干加筆しておきたい。まず、待機患者が起こした「治療妨害の禁止」を求める仮処分申立の最新の動きである。

本文の第五章で、大津地裁が大学病院側の抗告異議申立を退けたところまでを伝えた。その後、二〇一九年九月二日、滋賀医科大病院は、大阪高裁へ保全抗告を申し立てた。しかし、岡本圭生医師による「執刀」の最終期限は二〇一九年一一月末なので、それまでに高裁が決定を下す可能性は低い。

待機患者らが最も懸念しているのは、大学病院が仮処分命令の執行停止を申し立てることである。

それが認められたら仮処分の執行は、審理の結論が確定するまで保留されるので、治療を受けられなくなる。

しかし、大津地裁が病院に対して、執行停止の申し立てを思いとどまるように助言したと聞いている。従って、たとえ執行停止を申し立てても、まず認められることはない。

岡本医師と患者らは、仮処分を申し立てたことで目的を達成したのである。二〇一九年一〇月五日現在、岡本医師による「執刀」は継続されている。待機患者らは次々に岡本メソッドによる手術を受けている。待機患者らが耐えてきた癌との戦いは、ほぼ終わりをむかえている。

仮に岡本医師と患者が敗訴していれば、手術枠が空いているのに、待機患者は手術を受けられない悲劇が起きていただろう。泌尿器科による小線源治療の実態がまったくない状態が少なくとも二〇一九年八月末までは続いてきたわけだから、大学病院は自分たちが勝訴すれば、待機患者を見殺しにする「地獄絵」の光景が生まれる高い可能性を予測していたはずだ。が、それにもかかわらず裁判で小線源治療の禁止を争ったのである。

「三泊四日」の手術

二〇一九年九月一七日、わたしは東京・上野の喫茶店で山口淳さん（第一章参照）から、仮処分が決定した日から現在までの生活について聞いた。初めて山口さんを取材したのは二〇一九年三月、仮処分の審理が始まったころだった。山口さんは、当時に比べて、随分日焼けしていた。

山口さんは、決定から一〇日後の五月三〇日に岡本医師の外来を受診した。その六日後の七月五日にプレプランを受け、七月二三日に手術を受けた。手術の前日に、東京から滋賀医科大病院へ移動して入院した。

入院から退院までのプロセスは、患者によってほとんど違いがない。山口さんも次のようなプロセスを経た。入院した日に、翌日の手術に備えて下剤を飲む。液状のものでスポーツ飲料に似た味がする。これを二時間で二リットル飲む。すると便がきれいに排出される。

手術の当日は、施術前に点滴を受ける。施術枠は三枠あるので、手術の順番が来ると看護士が患者を手術室へ誘導する。岡本医師が腰のあたりに麻酔の注射を打つ。すると徐々に下半身の感覚が麻痺して行く。次に排尿のためのカテーテルと、超音波端子をセットする。

手術は六〇分から九〇分程度で終わる。患者は手術室に流れる静かな音楽を聴きながら手術が終わるのを待つ。うとうとしているうちに手術が終わっていたと話す患者も少なくない。放射線の線量を確認する河野医師と「執刀」する岡本医師がコミュニケーションを取る声が聞こえてくる。

手術が終わると、ストレッチャーに乗せられたまま、レントゲン室へ運ばれる。線源が正確に挿入されているかどうかを調べることが目的だ。それが終わると、患者は立ち入り禁止を表示した個室に隔離される。線量が下がるまでは、部屋から出られない。

患者にとってもっとも苦痛なのは、手術が終わってから、翌朝までの時間帯だ。やたらと体を動かしてはいけないからだ。枕は使えない。寝返りも打てない。そのために麻酔が切れると、腰が痛み始めるという。一睡もせずに、夜明けを待つ患者もいる。小線源治療を受ける患者が通り抜けなければならない唯一の苦痛であると言っても過言ではない。

手術の翌日には、カテーテルを外し、患者は普通に身動きできるようになるが、部屋の線量が安全基準を下回るまでは、部屋から外出できない。人との接触も禁じられている。ただし、家族に限って五分間だけ面会が許可される。

通常、手術の翌々日には、線量が基準値以下になり退院の許可が下りる。以後、まったく普通の生活に戻る。これが「三泊四日」の手術である。


「自分の人生計画を練り直してみたい」


わたしは山口さんに仮処分が下りた二〇一九年五月二〇日のことを尋ねた。

「仮処分の勝訴はどのようなかたちで知りましたか」

山口さんは、東京に在住している。

「患者会のメーリングリストで知りました。宮内さんと鳥居さんに付き添って裁判所へいった患者会の人たちが、スマートフォンなどを使って、知らせてくれたのです。次に患者会の事務局の方が、決定書をＰＤＦにしたものをメールに添付して流してくれました」

「勝訴を確信していましたか」

「わたしは勝訴する率と敗訴する率は半々だと考えていました。不安もあったのです。と、いうのも司法は、より大きな権力を持っている側を擁護する傾向があるからです。ですから絶対に勝訴するという確信は持っていませんでした」

山口さんは計画通りに三泊四日で治療を終えた。ＰＳＡ値が八七ng／mlの超高リスクの癌だったので、九月二四日から五週間の予定で、再入院して外照射を受ける。それが終わると治療は完了するが、すでに手術という最大の峠は越えている。山口さんが言う。

「退院するとき、岡本先生からもう何をしても大丈夫ですと言われましたが、さすがに健康には注意するようになりました」

東京の自宅へ戻った日の夜は、夢にうなされることなく熟睡した。癌告知を受けてのち、はじめの快眠だった。翌朝、部屋のカーテンを開けると、真っ青な夏の空が広がっていた。それを見たとき、自分は生き延びたのだと実感したという。

「山口さんにとって、この事件は何ですか」

山口さんは少し考えてから語り始めた。

「わたしは元々、公立学校に勤務していましたから、いろいろな規則に縛られて生きてきました。ストレスから夏休みなど長期休暇に入るとすぐ発熱するようなこともよくありました。退職してようやく自分の生きかたを模索しはじめたころに癌宣告を受けたのです。その意味では不幸ですが、しかし、仮処分を勝ち取る運動の中で、闘うことの大切さや仲間の大切さを知りました。人間は戦わなければ生きていけないことを学びました。その意味で、この事件は貴重な体験でした。自分なりにいろいろな勉強もしました。命を軽視する医師が実際にいることを知って、やるせない気持ちにもなりました。同時に、岡本先生のように患者の命を守るためなら、大きな権力に対しても立ち向かう医師がいることを知って感動もしました。これからは、自分の人生計画を練り直してみたいと考えています」

前立腺癌にまつわる家族歴

山口さんを取材した翌日、九月一八日、わたしは新幹線で滋賀県へ向かった。山口さんと同様に仮処分の申し立て人になった鳥居浩（第五章参照）さんと、宮内伸浩（第五章参照）さんが大学病院に入院して、外照射治療を受けていると聞いたからだ。現在の心境を聞きたいと思った。

西へ向かう新幹線の通路側の座席に坐って、資料の整理をしていると、尿の臭いが漂ってきた。ひとりの高齢の男性が、座席の手すりから手すりへと捕まりながら、通路を進んでいった。わたしは取材の中で、ダビンチ手術の後に現れる尿漏れの合併症について何度も聞かされていたこともあって、この男性が前立線の全摘手術を受けた人かも知れないと思った。同時に前立腺癌がらみの事件を取材しているからこそ、尿の匂いに敏感になったのかも知れないとも思った。癌という病気の厄介さを改めて考えた。

京都駅で新幹線を下車して、在来線で滋賀県大津市のＪＲ瀬田駅へ向かった。瀬田駅から路線バスに乗って大学病院に着いた。昼過ぎで、ロビーは人であふれていた。待ち合わせ場所に決めたカフェの位置を案内所で尋ねてから、長い廊下を歩いた。

エレベーターで六階に上がると、ナースステーションの隣に患者専用に設けられたスペースがあった。丸いテーブルと椅子が何セットかあるだけの質素な部屋でカフェというよりも、待合室のような印象がある。

窓際のテーブルに席を取って、腕時計をみると、待ち合わせ時間の午後一時が近づいていた。まもなくパジャマ姿の宮内さんが姿を現した。仮処分決定が下った二〇一九年五月二〇日に取材して以来四カ月ぶりだった。取材を重ねるごとに宮内さんの表情が和んでいく。

宮内さんは二〇一九年七月一六日に手術を受けた。手術は五〇分で終わり、線源が正確に埋め込まれているのをレントゲンで確認したあと病室へ戻った。この日の夜は、腰痛に苦しんだ。しかし、翌日、尿道のカテーテルが取れると、苦痛から解放された。そして予定通り四日目に退院したのである。

「解放感を実感したのはいつですか」

「それは特に感じませんでしたね」

しかし、宮内さんは前立腺癌にまつわる家族歴を話しはじめた。

「わたしの家系は前立腺癌が多いのです。父の兄と弟が前立腺癌をわずらいました。そんなわけでわたしは、自分はいずれ前立腺癌と戦わなければならないと覚悟していました。それを前提に九〇歳まで生きようと考えてきました。今回、前立腺癌の手術を受けたことで、ひとつの大きな障害を乗り超えました。これからは好きな本を読んで暮らしていきたいと考えています」

初めて宮内さんを取材したのは、二〇一九年四月初旬だった。神戸市郊外の自宅を尋ねた。母屋とは別に、狭い土地に建てた塔のような木造三階建ての最上階が、宮内さんの書斎だった。会社での大きな仕事を終えて、五五歳の時に建てたという。部屋のあちこちに本が積み上がっていた。一通り話を聞き、雑談になると、わたしは、

「なかなか立派な書斎ですね」

と、言った。

「ここは風景も良好ですよ」

梯子を登って屋上に案内してくれた。一畳ほどのスペースの屋上で、そこからは神戸の

街が一望できた。おびただしい民家やビルの群れが、なだらかな斜面に広がっていて、それが尽きるところに海とも空とも見分けのつかない銀色の領域があった。鈍い春の光が海面に反射していた。この海を見ながら、宮内さんは残りの時間を考えたに違いないと思った。

仮処分決定後も継続されているスタンディング

宮内さんの取材をはじめて一〇分ほどして、鳥居さんが姿を現した。二人の話を同時に聞くわけにはいかないので、鳥居さんには隣のテーブルで待ってもらった。そのうち鳥居さんのテーブルに次々と人々が集まってきた。大半は高齢者で、女性も混じっている。

「今日は岡本先生の外来日なので、経過観察に来ている患者さんや付き添いのひとです。みんな患者会を通じた知り合いです」

わたしは取材を続けた。

「今は病院でどのような生活を送っていますか」

「六時には起きて、朝食までの間、本を読みます。午前中に一〇分間の外照射治療を受け、お昼まで散歩します。先日は、瀬田駅まで徒歩で往復しました。二時間かかりました。午後になるとこのカフェに来て、患者仲間と話します。ただ、今日は早朝七時半から、滋賀医科大学の西門でスタンディングがあり、鳥居さんと一緒に参加しました」

　スタンディングというのは、岡本メソッドの継続を訴える街宣活動で、患者会が岡本医師の外来日にあたる水曜日に実施している。大学の西門とは別に、ＪＲ瀬田駅前などでも患者会の別の人達がスタンディングをおこなう。それが終わると、次には大学病院へ移動して、大学の西門を担当したメンバーと合流して、病院前でのスタンディングをはじめる。大学病院が岡本医師の追放計画を改める気配はなく、岡本メソッドが存亡の危機に立たされているからだ。

　既に述べたように、岡本医師は、二〇一五年に寄付講座の特任教授に就任した時点で、滋賀医科大病院の職員としての籍は除籍された。しかし、寄付講座の更新が当時の慣行になっていたために、除籍は全く問題視することではなかった。

　ところが岡本医師を追放することを目的として、大学病院が寄付講座の最長更新期間を五年とする規則を設けたために、岡本医師の追放とそれに伴う岡本メソッドの廃止が現実の問題として浮上してきたのである。そしていま、廃止までのカウントダウンが始まっている。宮内さんが言う。

「わたしの場合、前立腺癌と闘うことは想定していましたが、大学病院と戦うことになろうとは予想もしていませんでした」

「妻と一緒に船で日本を一周したい」

鳥居さんも、宮内さんと同じ二〇一九年七月一六日に手術を受けた。午前八時過ぎに手術室へ入り、一〇時四〇分に終わった。岡本医師は、六〇本のシード線源を埋め込んだ。鳥居さんは、手術後に奥さんと五分間だけ面談したあとベットに仰向けになったまま時間の経過を待った。

「空腹は感じませんでしたが、動けないのでやはり腰が痛くなりました。翌日に岡本先生がカテーテルを抜いてくださり、点滴も終わりました。その時、ひさびさに開放感を味わいました。そして次の日の午前中に退院しました。妻が迎えに来てくれ、私が車を運転して帰りました」

「これからどんな生活をしますか」

「妻と一緒に船で日本を一周したいですね」

初めて鳥居さんを取材した二〇一九年四月、鳥居さんは自分の職歴を語った。四〇代までは旅行代理店で添乗員の仕事をしていたという。添乗員として、世界の観光地へ足を運んだ。ベルリンの壁が崩壊したころの東欧を旅したこともある。ひと昔まえの中国も知っている。人民服があたりまえの時代で、日本人旅行者は口々に「戦後の日本みたいだな」と言っていたという。

添乗員の仕事は性に合ったが、やがて中間管理職になり、会社の幹部と意見が食い違うことが増え、意を決して転職した。しかし、退職する年齢が近づいたころに前立腺癌を発症したのである。

その癌との戦いも、五週間の外照射治療の完了とともに終わりを迎える。

母親に癌を隠し続ける日々

予定していた宮内さんと鳥居さんの取材が終わると、経過観察で来院してたまたまカフェに残っていた二人の患者と話す機会があった。

このうち広中哲朗（仮名）さんは、奈良県から経過観察のために来院していた。二〇一七年二月に高リスクの前立腺癌と診断され、岡本医師の下で、ホルモン療法から治療を開始した。広中さんは五〇代で、家族は高齢の母親だけだ。ふたり暮らしである。

「癌告知を受けたとき、わたしはどうしていいのか分かりませんでした。母よりも先に死ぬのではないかと思いました。私は、母には自分が癌であることを伝えませんでした。今も伝えていません。ですから三泊四日の手術を受ける時は、母には会社の出張に行くと説明しました。また、五週間の外照射治療の際にも出張ということにして、週末だけ自宅へ戻るようにしていました」

「勤務先の会社には、自分が癌であることを説明していますか」

「会社にはすべて話しています」

ある時、弘中さんは奈良県の生駒市で、患者会の人々と一緒に岡本メソッドの継続を訴えるスタンディングを実施した。その時、一人の老年の男性が近づいてきた。立ち話になり、男性は自分が前立線の摘出手術を受けたことを語った。弘中さんが、岡本メソッドについて説明すると、「もう少し早く知っていたら……」と残念がったという。

弘中さんは、岡本メソッドを残したいという思いで、患者会の活動にも参加している。

神野幸洋さんも経過観察で来院していた。長野県駒ヶ根市に在住している。中央アルプスと南アルプスの麓の町である。神野さんは、豊かな自然の中で農業を営んできた。よく日に焼けている。健康そうに見えるが癌患者である。

二〇一七年に神野さんは地元の病院で前立腺癌の告知を受けた。ＰＳＡ値が九二ng／mlと異常に高く、しかも、既に癌がリンパ腺へ転移していた。

インターネットで治療法を探り、患者会が主催する岡本医師の講演会が大阪で開かれることを知った。そこで神野さんは、大阪まで足を運び講演会に参加した。

その夜、神野さんは帰宅すると岡本医師に治療を依頼する一通のメールを送った。翌朝、メールを開くと、返信が届いていた。こうして神野さんは岡本医師の治療を受けることになったのだ。

わたしは遠方から岡本医師の外来を受診している患者を何人も取材してきたが、その大半は、地元の病院で高リスクの癌と診断され、完治できないことを告げられた人々である。

「どのくらいの頻度で滋賀医科大病院へ通院されていますか」

「三カ月に一度です」

自分が受けた医療の満足度を尋ねると、柔らかな笑みを浮かべ、目を輝かせながら、

「これだけ人間らしく扱ってもらったのですから、たとえ癌が再発するようなことがあっても、わたしは満足して死んでいけます」と、言った。

大学病院の光と影

患者の取材が終わるとわたしは、カフェを後にして、エレベーターで一階に下りた。迷

路のように廊下が交差しているが、遠方にロビーを行きかっている人々の姿が見えたので、ロビーへ通じる廊下を誤ることはなかった。ロビーまでの途中に放射線科の診察室がある。出入口に「岡本」の表札が出ていた。岡本医師は泌尿器科の診察室から河内教授によって追い出された後、放射線科の診察室を使っているのだ。しかし、二〇二〇年からこの診察室に「岡本」の表札がかかることはない。

ロビーまで戻っ来た。ロビーの一角に設けられたカフェも人々で一杯だった。大きなガラス扉の玄関の外にバスが停車していたので、わたしは大学病院を後にすることにした。しかし、二、三歩あるいて思い直し、踵を返した。

取材の最後に、泌尿器科の診察室をもう一度自分の目で見ておこうと思ったのだ。泌尿器科は二階にある。この日の午後は休診で、待合いエリアには人影がまったく見あたらなかった。受付カウンターも空席だった。

待合いエリアに並んだビニールシートの緑の椅子が無人の野原を連想させた。が、そこには野や山を覆う緑のやさしさは感じられない。無機質な人工の野原のような印象があった。

この医療現場から名医の追放がはじまったのである。が、それでも岡本医師は次々と患者を受け入れ、裁判の先頭に立ち、小線源治療を続けたのである。これまでの「執刀」件数は一二〇〇件を超えた。

病院の玄関を出ると、わたしはバス停のベンチに腰を降ろした。病院の敷地を隔てた幹線道路の向こう側に聳える小高い丘の上空に黒雲の帯が横たわり、その背後から太陽の光がほのかに兆している。光と闇の攻防。それを見ながら、わたしは奥深い大学病院の闇を連想したのである。

あとがき

空想の世界と現実の世界には隔たりがある。初めて滋賀医科大病院事件を知ったとき、わたしが想像した事件現場は、ＪＲ瀬田駅から徒歩でアクセスできる街中の古い病舎だった。ロビーは薄暗く、天井には地図のような染みが浮き上がっている。わたしが時々、健康診断などを受ける病院が、古びた、それでいて年季の入った建物であるからだ。しかし、滋賀医科大病院は、外見も内側も近代的な建物だった。立地場所も、想像とは異なり郊外の雑木林の中だった。

栃木県の小山市へ患者さんの取材に行ったときは、待ち合わせ場所に行くとさっそうとしたスーツ姿の男性が現れた。前立腺癌になるのは、老人という先入観があったので、わたしはその方を、取材をお願いした患者さんの息子さんと勘違いした。ここでも空想の世界と現実の世界のギャップを感じた。

改めていうまでもなく、ルポルタージュが扱うのは現実の世界である。それを念頭にわたしは取材相手から直接に話をきくことを原則にしている。取材を拒否された場合や、企業などの広報部との対応は別として、取材の承諾を得た場合は、電話ではなく、かならず直接話を聞きに行くようにしている。多角的に事実を確認するためには、これしか方法がない。

しかし、本書に登場した北海道の岩佐達也さんと沖縄の比嘉良雄さんについては、居住地があまりにも遠方だったので電話取材だけで終わった。本来であれば、岩佐さんや比嘉さんが、郷里と滋賀医科大病院の間を移動するときに見た旅客機からの光景や車窓からの光景などを確認し、地理的な隔たりを実感した上で、命の意味を探る試みが必要だった。両氏に対しては不誠実だったことが、今回の取材の反省点である。ただし話の裏付けは取っている。

本書は、滋賀医科大病院で進行している事件を報告するために緊急に出版したものである。最初、わたしはこの事件をマイニュースジャパンやビジネスジャーナルなど、インターネットのメディアで報道していた。ところが記事という形式で事件の全容を伝えることに限界を感じた。事件の背景が複雑なので、記事の形式では説明し切れないのだ。そこで単行化を計画して、緑風出版の高須次郎社長に相談したところ、快諾していただいた。

事件というものは記録しておかなければ、風化して忘れ去られ、無かったことにされかねない。さらに記憶が消えたころに、歪曲されて蘇り、それが歴史の真実として定着することもありうる。それゆえに記憶に留めなければならない事件は、それが起きた同時代に記録しておく必要があるのだ。

本書の執筆が終わったいま、わたしが最も懸念しているのは、この事件が滋賀医科大病院の歴史の中で、歪曲されて後世に伝えられることだ。その兆候は二〇一八年の夏に四人の患者が河内医師と成田医師を説明義務違反で訴えたころから露骨になってきた。岡本医師の医療に対して、突如として裁判所にインシデント報告がなされたり、泌尿器科独自の小線源治療に実態がないのに、あたかも治療体制が構築されて、計画が順調に進んでいるかのような告知が繰り返されたり、あげくの果てには、国立がん研究センターのプレスリリースを模した前立腺癌の治療成績比較表が病院のウエブサイトで公表された。滋賀医科大病院が岡本メソッドを消し去るプロセスは、「印象操作」と「捏造」の連鎖にほかならない。こうした歪んだ目的のために、閲覧権のない医師や病院職員までが岡本医師の患者のカルテを、患者の同意なく不正に閲覧し、無断で複写し、河内教授の元に届けるという倫理違反まで断行したのである。

岡本医師が滋賀医科大病院を去った後に、この事件はどのようなかたちで、大学病院の歴史に記録されるのか、事件を取材したわたしとしては無関心ではいられない。

組織の中に、正義や人権を尊重する常識があるなら、事実を捻じ曲げる企ても頓挫するだろうが、そんな常識は「出世」の妨げになるので、心の内に秘めておくのが当たり前になっている。かつては労組が、経営陣の「暴走」に一定の歯止めをかけていたが、現在ではこうした勢力は骨抜きにされてしまった。人格が変質したのだろう。

滋賀医科大にも、労組に該当する教職員団体はあるが、この事件についてのスタンスは塩田浩平学長や松末吉隆院長と同じだ。事実、労使の意見交換会のなかで、成田医師を擁護している。議事録（二〇一八年八月三〇日付け）の一部の引用してみよう。

団体側：訴えられた泌尿器科の医師について、大学の方針に従って、その方針のもと診療を行ったという見立てで間違いないか。

大学側：本学で人材を育てて継続することを考慮して配置を行った。

団体側：大学の方針に従って誠実に業務を行ったが、結果としてこのような事態となってしまったことを踏まえ、当該医師は全くの被害者である。教職員団体にも相談があった。本人の擁護を大学として行うことを団体からもお願いしたい。

大学側：大学としても個人が訴えられたものとは考えていない、裁判は大学が対応する旨、本人には説明した。訴状はまだ届いていないが、本人、診療科、病院長、学長を含めて対応については逐次打ち合わせしており、本人に責任を問うつもりはない。

教職員団体は成田医師については、支援の方向性を打ち出したが、岡本医師については一度のヒアリングすらしていない。

労組ですら、このありさまなのだ。これでは事件そのものがねじ曲げられて次の世代に伝えられる可能性が高い。岡本メソッドは失敗だったというプロパガンダに火が付き、それがひとり歩きするだろう。そんな時、本書に記録した岡本医師と患者たちの二〇〇〇日は、真実の証言となるに違いない。

この事件では、メディア各社が精力的に報道を展開している。大阪毎日放送、朝日放送、関西テレビ、TBS、『朝日新聞』、『京都新聞』、『中日新聞』、共同通信、ビジネスジャーナル、マイニュースジャパン、『紙の爆弾』、『週刊朝日』、『週刊金曜日』などが、事件の節目節目でその瞬間瞬間を報道してきた。これらの報道も事実の証言として残っている。

たとえば二〇一九年一月一七日付けの『朝日新聞デジタル』は、患者会による厚生労働省への請願を、「『1千人のカルテ不正閲覧』滋賀医大病院の患者会が訴え」と題する出河雅彦記者の記事で報じた。本書の記述を裏付けるひとつの資料として、その重要箇所を引用しておこう。

患者会によると、不正に閲覧されていたのは同大病院で小線源治療を受けた約一千人のカルテ。小線源治療を専門に行う、岡本圭生医師が担当する患者の大半に当たる。治療にあたっていない泌尿器科科長の河内明宏教授ら同科の医師一〇人が昨年一一月二日から二八日まで閲覧したという。電子カルテにアクセスした履歴が残っていた。

また、松末吉隆院長が昨年五月から八月にかけて計四回、医療サービス課の事務職員が同年六月から九月にかけて計四回閲覧していたという。

閲覧に気づいた岡本医師が昨年一一月二九日、個人情報の適切な管理のための措置を義務づけた「独立行政法人等個人情報保護法」に違反するとして、滋賀医大の公益通報窓口に通報した。だが、大学からその後通知がないため、岡本医師が今月になって厚労省と患者会に閲覧の事実を伝えた。

また、TBSもFACT‐Pの改ざんを、患者会のコメントを取るなどして報じている。そのほか大阪朝日放送も一〇分間のドキュメンタリーを放映した。大阪毎日放送が、五〇分のドキュメンタリーを放映したことは、本書の第七章の冒頭で紹介したとおりである。

事件が人命にかかわる深刻なものなので、多くのメディア関係者が動いているのである。

だが、国立病院という組織は、ひとつの巨大な権力なのか、暗部にメスは入らない。それどころかもみ消し工作が度を超えてエスカレートしている。

しかし、患者会の運動と報道が功を奏したのか、次期の滋賀医科大の学長と目されていた松末吉隆院長が、学長選挙の候補者からはずれる事態も起きている。水面下では変化が起き始めているのかも知れない。

ちなみに最初にこの事件の報道に着手したのは、フリージャーナリストで元読売新聞記者の山口正紀さんだった。しかし、体調を崩されて十分に取材できなくなった。この情況を危惧してフリージャーナリストの田所敏夫さんが、事件の概要をわたしに知らせた。それが、わたしがこの事件とかかわりを持った糸口である。

本書の取材を進めるにあたって、田所敏夫さんには、随分お世話になった。そのことも記録し、記憶に留めたい。この場を借りてお礼を申し上げる。

最後に、出版を快く引き受けてくださった緑風出版の高須次郎社長に感謝の意を表したい。本書が滋賀医科大病院で起きた事件を記憶に留める一助になれば幸いだ。

二〇一九年一〇月

黒藪哲哉

医大に対し，「令和元年７月１日から同年１１月２６日までの間，岡本医師による前立腺癌小線源治療の施術を妨害してはならない」と命じています。上記①の措置は，岡本医師の手術実施枠を減らすものであり，本件決定が禁じた「妨害」に他ならず，許されません。

また，上記②～④の措置は，岡本医師による小線源治療の施術実施を直接制限するものではありませんが，直接制限しなくとも，岡本医師が小線源治療の施術をするに当たり新たな負担を課す措置は，本件決定が禁じた「妨害」に該当すると解せられます。

そもそも上記②の措置は，必要性が理解できませんし，上記③の措置は，医師の専門性に委ねられるべき患者に対する説明内容及びカルテへの記載内容を病院管理者が主治医に対して指示するもので不当です。また，④についても，患者に対しては岡本医師自身が必要な説明をし，承諾を得て施術を実施しますので必要ありません。

3　よって，滋賀医大に対し，令和元年７月１日以降も上記①の措置によって岡本医師の小線源治療への妨害を続けようとされていることに抗議し，本件決定を遵守されるよう警告いたします。

また，岡本医師は，上記②の措置，③の措置に従うことはできません。更に，入院患者に対する上記④の措置については，再検討されるよう求めます。

以上

-2-

【資料6】仮処分命令に忠実に従うように岡本医師の弁護団が、滋賀医科大の代理人へ送った警告書。第6章参照。

警告書

２０１９年５月３０日

国立大学法人滋賀医科大学 代理人
弁護士 奥村克彦 先生
弁護士 岡田一毅 先生

岡本圭生代理人 弁護士 竹 下 育 男
同 弁護士 小 原 卓 雄
同 弁護士 古 山 力
（連絡窓口）
〒５２０－００４３ 大津市中央３丁目２番１号
セザール大津森田ビル４階 大津中央法律事務所
ＴＥＬ ０７７－５４８－７６７１
ＦＡＸ ０７７－５４８－７６７２

１ 滋賀医大附属病院作成の文書の内容

岡本圭生（以下「岡本医師」といいます。）は，２０１９年５月２４日（金），滋賀医科大学医学部附属病院松末吉隆病院長作成にかかる「前立腺癌密封小線源治療についてのお願い」と題する同日付け文書（以下「本件文書」といいます。）を医療サービス課浅井課長から受け取りました。本件文書には，次の内容が記載されております。

① 岡本医師の手術実施枠について，本年８月から１１月の第１火曜日を割り当てない旨の告知

② 待機患者名簿に患者ＩＤ，氏名，重症度分類（不明なところは分かっている範囲で）を記入する旨の指示

③ 患者に対する治療及び術後対応に関する説明内容の指示と，説明内容をカルテに記載することの指示

④ 今後小線源治療（手術）のために入院する患者から別紙承諾書の提出を求める旨の告知

２ 本件文書の内容に対する抗議

大津地裁令和元年５月２０日付決定（以下「本件決定」といいます）は，滋賀

-1-

(質問5－3) 岡本医師からの通知によると不正閲覧は11月2日から28日まで行われ、岡本医師が公益通報を行った11月29日から止まったとのことです。この奇妙な一致は、通報案件が泌尿器科に漏洩されたことを強く疑わせるものです。この事実関係について、理解できる説明をお願いいたします。

(回答) 閲覧に関しては医療安全管理委員会の指示により、その業務が終了するまで行われており、特に期限を決めて行っているものではございません。今回の「11月2日から行われ、11月29日に止まった」という事実につきましては、承知いたしておりません。

(質問5－4) 本年1月31日付けで貴院ホームページに「不正閲覧に係る報道について」と題するお知らせが掲載されました。この中で「本学医学部附属病院において、電子カルテの不正閲覧に関する報道がありました。当院では、電子カルテの不正閲覧に関する事実はございません。」と記載されていますが、何の根拠も示されていないため到底理解できません。根拠を明示したうえで理解できる説明をお願いいたします。

(回答) 前述の質問5－1及び質問5－2への回答のとおり、業務上必要な閲覧であり、不正閲覧ではなかったことが判明したものです。

(質問6) 上記の質問1～5までは書面のみのやり取りでは、詳細を知り得ることが極めて困難であることから、われわれは「FACT-P問題」と「カルテ不正閲覧問題」に関する説明会を2019年2月末日までに開催いただくことを求めますが、ご同意いただけますでしょうか。

(回答) 質問への回答は前述のとおりであり、説明会の開催は考えておりません。

以上

4

に対する回答が、1月25日付け貴院公益通報委員会委員長小笠原一誠氏から岡本医師への「公益通報調査結果について」で回答されたことが、報告されました。

以下に同文書について質問いたします。

（質問5－1）「平成30年11月2日以降の泌尿器科医師らによるカルテ閲覧については、平成30年9月14日に開かれた本学医学部附属病院安全監査委員会からの要請に基づき、業務上行ったものであり」との説明があります。同委員会からどのような要請があったのか当日の議事録を提示したうえでご説明ください。

また、平成30年9月14日以前に行われた、事務職員及び貴殿による「不正閲覧」はどのような理由と根拠によるのかご説明ください。

（質問5－2）「本院の前立腺癌小線源治療に係る報道を受け、・・・説明同意書や診療録等について調査を行うこととなった」との説明があります。

「本院の前立腺癌小線源治療に係る報道」とは「資料3」朝日新聞の報道であろうと推察いたします。当該記事では「泌尿器科医師による説明義務違反」が記載されています。一方、記事において、これまで岡本医師により行われた前立腺癌小線源治療自体に問題があった、とは一言も言及されていません。しかるに「未経験を隠して強引に小線源治療を計画し、その説明義務違反を問題とされた」泌尿器科医師らが岡本医師の患者であるわれわれのカルテを精査することは、著しく客観性、中立性、当事者性を欠くのではないでしょうか。「報道」がきっかけになるのであれば、「当該泌尿器科医師」らの行為こそが検証されるべきであると思料いたしますが、この不可解な決定と閲覧行為について、われわれ患者が理解できる説明をお願いいたします。

（回答）質問5－1と質問5－2について、合わせて回答させていただきます。

平成30年9月14日開催の本学医学部附属病院医療安全監査委員会において、前立腺癌小線源治療学講座についての報道を受け、診療内容を複数の医師の目で検討しておくことは医療安全上の極めて重要な提起であると考えられるため、本院で説明同意書や診療録等について調査を要するものであり、その結果をこの委員会に報告するものとされたものです。このことが10月2日（火）開催の医療安全管理委員会で報告され、医療安全管理上の観点から説明同意書や診療録等について調査を行うこととなり、医療安全管理部の他、泌尿器科及び消化器外科と連携し電子カルテからチェックを行うこととなりました。

なお、電子カルテを閲覧する権限を付与されている病院長及び事務職員が電子カルテを閲覧することは、医療安全や診療報酬請求等において必要となる確認や管理上必要な業務のためであり、「不正閲覧」ではございません。

また、本院の全職員は、採用時に守秘義務遵守を誓約しておりますことを申し添えます。

※上記の回答は議事概要から引用して作成したものですが、議事概要等を請求される場合は「法人文書開示請求書」に必要事項を記載していただき、情報公開窓口に提出するか又は郵送してください。

3

が FACT 機構に直接確認したことにより判明いたしました。貴院はなぜ「氏名」記入欄を設けたのですか。その理由を明確・簡潔にお答えください。

（回答）本院では、このＦＡＣＴ－Ｐ質問票を前立腺がん患者さん個々の治療の参考とするために使用しており、本院泌尿器科は同機構から使用許諾を得、そのライセンスに記載してあります使用の条件を遵守して使用しております。本院泌尿器科ではＦＡＣＴ－Ｐ質問票を使用し、個々の患者さんの QOL を評価することにより、その治療の有効性、妥当性等を評価し、主治医個人や当科における治療成績の改善や患者選択の検討を行うため、当該患者さんの電子カルテに回答済のＦＡＣＴ－Ｐ質問票を保存しておりますので、患者さんを間違えることのないよう、患者ＩＤと氏名及び入院時か退院時かを明記する欄を設けているものです。

（質問３）FACT-P 調査では、患者ではない第三者が少なくとも 23 名の患者の質問票に、患者氏名を記入しています（カルテ開示により確認しています）。この指示を与えたのは誰ですか。

（回答）誰が指示したものでもございません。本院では、ＦＡＣＴ－Ｐ質問票を前立腺がん患者さん個々の治療の参考とするために使用し、診療録として保存しております。このため、回収時に氏名や患者ＩＤ等が空欄になっていた場合は、患者さんと時期を特定し、他の患者さんと間違わないように、また時期を間違わず電子カルテに保存するため、事務職員や看護師が氏名等を記載しております。

（質問４）同調査では、第三者による氏名記入だけでなく、質問項目への回答が、明らかに患者の意志とは異なる回答結果となっている（偽造されている）ケースが複数あります。質問３とあわせて、われわれにとっては到底容認できない「書類の偽造」です。この不適切行為に対して貴殿はどのような対応をとられましたか（「この事実を貴殿が承知されていない」、ことはないと存じますが、念のため本事件を報じた朝日新聞記事を添付いたします「資料１」）。

（回答）ＦＡＣＴ－Ｐ質問票を配付している職員に確認いたしましたところ、患者さんによっては配付した職員に内容を含めて記載してほしいという方がおられたり、患者さんに聴きながら記載したことがあることを確認しましたが、患者さんの意思と異なる記載をした事実を確認することはできませんでした。

（質問５）岡本医師により小線源治療を受けたわれわれ患者約 1000 名のカルテが、泌尿器科医師ら、事務職員そして貴殿により「不正閲覧」されていたとの驚くべき事実を岡本医師より通知されました。これはカルテの不正閲覧行為の被害者であるわれわれ患者は、公益通報者保護法第２条１項柱書の「その者に対し当該通報対象事実を通報することがその発生若しくはこれによる被害の拡大を防止するために必要であると認められる者」に該当すると判断されたとの理由によるものです。このことは朝日新聞「資料２」にも報道されたとおりです。

岡本医師は「カルテ不正閲覧」発見後、滋賀医大の「公益通報」窓口に通報を行い、それ

2

【資料５】患者会からの公開質問状に対する松末病院長からの回答。第４章参照

平成３１年　２月１３日

滋賀医科大学前立腺癌小線源治療患者会

代表幹事　安　江　　博　様

滋賀医科大学医学部附属病院

病院長　松　末　吉　隆

公開質問状に対する回答

２０１９年２月４日付で送付いただきました公開質問状に対して、次のとおり回答させていただきます。

（質問１）貴殿並びに、滋賀医大付属病院は、世界的にも希有な治療実績を保持し、いまでも高リスク前立腺癌に罹患した多くの患者が命をつなぐために治療を求める岡本圭生医師の治療をなぜ、打ち切ろうとしているのですか。その理由をご教示ください。

（回答）２０１５年１月から「前立腺癌密封小線源外来」を運営している本学寄附講座「前立腺癌小線源治療学講座」の設置期間は２０１９年１２月末日までとなっております。これは、本学では、企業等からの寄附金により運営される寄附講座の設置期間を、透明性確保の観点から、規程により最長５年と定めているからです。そして、当該寄附講座特任教員の雇用期間は、当該寄附講座の設置期間となることを承知した上で、泌尿器科講師であった岡本圭生氏を当該寄附講座の特任教授とする申請が寄附者からあったものです。つまり、寄附講座の申請時には雇用期間も決まっておりましたので、打ち切るのではなく、任期満了です。

なお、本院では、本年４月から常設の小線源治療外来を泌尿器科に開設し、７月から泌尿器科において小線源治療（手術）を開始することにより小線源治療を継続すること及びこれまでに本院で小線源治療を受けられた患者さんは、今後も本院泌尿器科において責任を持って経過観察又は患者さんのご希望に沿って他院へ紹介等の対応をさせていただくことをお知らせしております。

また、本院泌尿器科では、本院泌尿器科医師を、豊富な小線源治療実施大学病院等に派遣して指導を受けさせている外、本院泌尿器科において小線源治療を実施する際には著名な小線源治療医を招聘すると共に、泌尿器科医師と共に小線源治療の重要な役割を担う放射線科医には経験症例数が数百例以上の経験豊富な医師が治療に加わる予定であることを申し添えます。

（質問２）われわれ患者が入退院時に記入を求められた、泌尿器科河内教授により行われた「FACT-P」なる QOL 調査には、本来「氏名」記入欄があってはならないことが、われわれ

1

【資料4】カルテの不正閲覧について岡本医師がおこなった公益通報に対する公益通報委員会からの回答。第4章参照

平成３１年　1月２５日

公益通報者
前立腺癌小線源治療学講座
特任教授　岡　本　圭　生　殿

公益通報調査委員会
委員長　小笠原　　一誠

公益通報調査結果について（通知）

標記のことについて、２０１８年１１月２９日付で貴殿から提出された公益通報について調査した結果を「国立大学法人滋賀医科大学公益通報者保護規程」第１０条の規定に基づき、下記のとおり通知します。

記

1. 平成３０年１１月２日以降の泌尿器科医師による電子カルテの閲覧については、本学医学部附属病院医療安全監査委員会からの要請に基づき、業務上行ったものであり、その目的以外の閲覧をしていないことを確認しました。

2. 医療安全監査委員会からの要請については、平成３０年9月１４日開催の医療安全監査委員会において、本院の前立腺癌小線源治療に係る報道を受け、診療内容を複数の医師の目で検討しておくことは、医療安全の課題としては極めて重要な提起であると考えられるため、説明同意書や診療録等について調査を行うこととなったからです。

以上

は放射線科医師、看護師などの協力も必要ですので、独断で行うことは不可能です。

朝日新聞の記載の中で、「小線源治療の習得には指導医の下での研修が必要とされる」とありますが、このような法的な規則やガイドライン等はなく、経験が少なくても経験の豊富な医師の指導の下であれば泌尿器科の専門医が十分行うことのできる治療です。また、「准教授が特任教授から技術等を学ぼうとしなかった」とありますが、准教授は2015年7月4日に前立腺癌密封小線源永久挿入治療研究会が開催する「第17回ヨウ素125シード線源永久挿入による前立腺癌密封小線源療法技術講習会」に参加し、受講証明書を授与されており、また、専門書等による自主学習をするとともに、実際に小線源治療を行っている経験豊富な泌尿器科医と事前に交流を持ち、疑問があれば解決し、準備に努めてまいりました。過去には特任教授による2005年の小線源治療の立ち上げの際は初期の5例の症例の立ち合いを行い、実際の手技は十分理解済みであり、その上で、最近の特任教授の手技を学ぶために事前に特任教授の治療見学も済ませております。また「2015年11月に学長に治療の中止を求め」とありますが、准教授が予定をしていた最初の小線源治療の約2週間前の2015年12月に、特任教授が学長に指導すべき准教授の治療に協力できない旨をメールで表明しました。その後病院長及び泌尿器科教授が協議の上、特任教授の十分な協力が得られない状況であり、患者さんにご迷惑をかけない事が最も重要と判断し、小線源治療は全て特任教授が実施することを選択し、学長に報告、了承を得たのが実状です。「未経験であるとの説明を受けておらず」とありますが、この最初の患者さんとご家族には、准教授にとっての最初の小線源治療であることをお話しし、了承を得たことを記録しております。また、その後の患者さんに対しても最終的に治療を行うことやその方法などが決定される治療約2週間前にお話をし、承諾を得ることになっておりました。しかし、担当が特任教授に変わったため、結果的に准教授から説明する必要がなくなったものです。

以上の通り、朝日新聞の報道内容については事実と異なる記載が多く、極めて遺憾です。

2018年8月1日　滋賀医科大学泌尿器科学講座

【資料３】朝日新聞のスクープ記事に対する塩田浩平学長名の見解。第４章参照。

滋賀医科大学泌尿器科学講座医師に関する新聞報道について

滋賀医科大学および附属病院ホームページに記載された当講座医師に関する新聞報道についてのコメントを以下に記載します。

「７月２９日の朝日新聞に患者らによる本学附属病院の医師提訴にかかる報道がなされました。

報道は、患者側の一方的かつ事実に反する意見をそのまま掲載したものであり、極めて遺憾であります。

本学附属病院ではこれまで通り適切な情報提供を行うとともに、最適で質の高い医療の提供に努めて参ります。

平成３０年７月３０日　　　　国立大学法人滋賀医科大学長　塩田浩平」

上記の通り、この報道は患者側の一方的かつ事実に反する掲載がありますが、その中でも明らかに滋賀医科大学泌尿器科学講座医師個人の事実に反する記載がありますので説明致します。

１．背景

当講座におきましては2005年より前立腺癌の治療として放射線治療の一種である小線源治療を行い、現在までに 800 名の患者さんの治療を行ってまいりました。だた、病院内にこの治療ができる泌尿器科医が一人しかおらず、教育機関として医師の養成の必要性がありました。またこの新しい医師の養成は、唯一の担当医師にけがや病気など不測の事態が起こった時に患者さんに迷惑をおかけしないようにする意味でも、重要と考えられます。2015 年 1 月にこの小線源治療を専門とする前立腺癌小線源治療学講座（寄附講座）が設置され、唯一の担当医はこの講座の特任教授となり、小線源治療の実施責任者となりました。この際に、この講座の運営方針を決定する前立腺癌小線源治療学講座運営委員会が特任教授も参加のもとに行われ、小線源治療を院内の医師に教育し、複数の医師を養成することが決定されました。その担当として泌尿器科学講座准教授は前立腺癌小線源治療学講座准教授を併任することとなりました。治療の準備として准教授と特任教授が各患者さんの情報を共有し、治療日等を協働して決定していきました。

２．本報道について

上記のごとく、今回の新しい医師の養成は病院として計画してきたことであり、また、実際の小線源治療に関しましては、症例数８００例以上の経験のある指導者（前立腺癌小線源治療学講座特任教授）による指導の下に、泌尿器科医２５年の経験豊富で前立腺癌専門である泌尿器科准教授が行う予定であったものです。新聞記事にあるような泌尿器科教授と准教授が独断で未経験の治療を行うことを計画したことではありませんし、この治療

【資料2】４人の患者による提訴をスクープした2018年７月29日の朝日新聞の記事。第４章参照。

「未経験 告げず」治療計画

前立腺がん放射線治療 患者提訴へ

滋賀医大病院

滋賀医大病院（大津市）の泌尿器科准教授が、自らが未経験だと説明せずに前立腺がんの放射線治療をしようとしたとして、患者ら４人が准教授と治療をさせようとした教授を相手取り、慰謝料を求める民事訴訟を近く起こす。「自己決定に必要な説明を医師から受けられずに精神的苦痛を被った」としている。

患者の代理人によると、准教授が計画していたのは、微弱な放射線源を前立腺に入れる「小線源治療」。同病院では泌尿器科講師が２００５年に開始。この医師が15年１月に小線源治療に特化した寄付講座の特任教授に就任し、年間約１４０件行っている。

泌尿器科教授と准教授は15年春ごろから、特任教授とは別に小線源治療を計画。この治療を希望した患者で紹介状に特任教授や寄付講座の名がない20人余りを特任教授に回さず、小線源治療の経験がない准教授の担当とした。

16年秋に准教授の小線源治療を受ける予定だった男性(75)は未経験であるとの説明を受けておらず、16年１月に准教授による小線源治療の中止が決まった後もただちに知らされなかったという。男性は「必要な説明をせず、患者の人権をないがしろにした医師の責任を問いたい」と話す。滋賀医大は朝日新聞の取材に、「泌尿器科の専門医であれば、経験のある医師の指導の下に行えば問題ない」と文書で回答した。（出河雅彦）

資　料

【資料１】松末吉隆病院長が岡本圭生医師へ送った小線源治療打ち切りの通告書。第３章参照。

平成３０年　６月２２日

前立腺癌小線源治療学講座
　　　岡本　圭生　特任教授　殿

滋賀医科大学医学部附属病院
病院長　松末　吉隆

通　知　書

貴殿に、下記事項について通知します。

記

寄附講座「前立腺癌小線源治療学講座」設置の承認要件として、設置期間が平成３１年１２月末日となっており、これに伴い、術後の経過観察期間が必要との判断から、手術実施は平成３１年６月末日までとしています。以上を大学の方針として実施していくために、平成３１年７月１日以降を手術日とする手術予約入力はできなくなります。

よって、当該日以降の手術を予定する予約行為は禁止します。

なお、別添のとおり前立腺癌密封小線源外来における平成３１年７月以降の手術予約及び平成３２年１月以降の診察予約は無効となることの掲示を行いますので承知ください。

また、患者さんから前立腺癌密封小線源治療の継続に関し、不満や不安といったご意見が多く寄せられております。このことについても貴殿から患者さんに対して適切な説明がなされるよう求めます。

以　上

[著者略歴]

黒薮哲哉（くろやぶ　てつや）

フリージャーナリスト。1958年兵庫県生まれ。1992年、『説教ゲーム』（改題：「バイクに乗ったコロンブス」）でノンフィクション朝日ジャーナル大賞「旅・異文化」テーマ賞を受賞。1998年、『ある新聞奨学生の死』で週刊金曜日ルポルタージュ大賞「報告文学賞」を受賞。

著書に、『ぼくは負けない』（民衆社）、『バイクに乗ったコロンブス』（現代企画室）、『経営の暴走』（リム出版新社）、『新聞があぶない』（花伝社）。『「押し紙」という新聞のタブー』（宝島社新書）、『電磁波に苦しむ人々』（花伝社）など多数。

連絡先：xxmwg240@ybb.ne.jp
メディア黒書：http://www.kokusyo.jp/
ツィッター：https://twitter.com/kuroyabu

名医の追放
——滋賀医科大病院事件の記録

2019年11月15日　初版第1刷発行　　定価1800円+税

著　者　黒薮哲哉©
発行者　高須次郎
発行所　緑風出版
〒113-0033　東京都文京区本郷2-17-5　ツイン壱岐坂
［電話］03-3812-9420　［FAX］03-3812-7262［郵便振替］00100-9-30776
［E-mail］info@ryokufu.com［URL］http://www.ryokufu.com/

装　幀　斎藤あかね
制　作　R 企 画　　印　刷　中央精版印刷・巣鴨美術印刷
製　本　中央精版印刷　　用　紙　中央精版印刷　　E1200

ISBN978-4-8461-1918-8　C0036

◎緑風出版の本

■全国どの書店でもご購入いただけます。
■店頭にない場合は、なるべく書店を通じてご注文ください。
■表示価格には消費税が加算されます。

薬害エイズ事件の真相
長山淳哉著
四六判並製
二六八頁
2200円
血友病の治療用血液製剤でエイズウイルスが一五〇〇人ほどに感染し、約六〇〇人が死亡した。裁判では、この薬害エイズ事件の責任者であった安部帝京大医学部長は無罪となった。本当に責任はなかったのか、真相に迫る。

サリドマイド事件全史
川俣修壽著
A5判上製
五四四頁
8400円
本書は、被害者原告の支援者として四〇年間事件を追い続けた著者が、原資料を綿密に調べ、当事者に取材し、事件の全貌、また和解交渉の内幕を始めて明らかにする。その後の薬害事件に多大な影響を及ぼした事件の全史。

カネミ油症　過去・現在・未来
カネミ油症被害者支援センター編著
A5判並製
一七六頁
2000円
水俣病研究の原田正純、疫学者津田敏秀、人権派弁護士安田行雄らがカネミ油症事件を専門的立場から分析。いかに被害者の人権が踏みにじられ、理不尽な状態に置かれているかを明らかにし、国の早急な救済を求めている。

水俣病闘争の軌跡
黒旗の下に
池見哲司著
四六判並製
三六一頁
2400円
空前の規模の深刻な被害を発生させ、公害史上に特筆される水俣病。本書は、水俣病を発生させた責任を問い、「怨」の黒旗の下で闘争を担った川本輝夫ら患者や支援者の闘いを軸に、その闘争の全軌跡を克明な取材で描いた書。

医療現場は今

小笠原信之著

四六判並製
二八〇頁
１９００円

超高齢化社会入りを目前に、日本の医療が大きく揺れている。医療費削減や高齢社会へのシフト転換が背景にある。本書は、そんな医療周辺の問題に昂然と踏み込み、丁寧な取材を通してそれぞれの問題点を鋭くあぶりだす。

生命特許は許されるか

天笠啓祐編著

四六判上製
一九八頁
１８００円

多国籍企業の間で特許争奪戦がくりひろげられている。バイオテクノロジーの分野では、生命や遺伝子までが特許の対象となり、私物化されるという異常な状態になっている。本書は、具体例をあげながら、企業の支配・弊害を指摘。

遺伝子操作時代の権利と自由

なぜ遺伝子権利章典が必要か

Ｓ・クリムスキー他著／長島功訳

四六判上製
四二〇頁
３０００円

人間の権利と人格的完全性、地球の生物学的完全性を保護するために、人間の遺伝子操作をはじめとした遺伝子革命の社会的・生物的な意味を評価し、その応用を民主的に制御するためには、遺伝子権利章典が必要だと訴える。

生命操作事典

生命操作事典編集委員会編

Ａ五版上製
四九六頁
４５００円

脳死、臓器移植、出生前診断、ガンの遺伝子治療、クローン動物など、生や死が人為的に操作される時代。我々の生命はどのように扱われようとしているのか。医療、バイオ農業を中心に五〇項目余りをあげ、問題点を浮き彫りに。

生殖医療の何が問題か

伊藤晴夫著

四六判並製
二一〇頁
１７００円

生命科学・生殖医療の進展はまざましい。だが、はたして「いのち」の操作はどこまで許されるのか。本書は、日本不妊学会の理事長を務めた著者が生殖医療の現状と問題点をわかりやすく解説しつつ、その限界を問う。

携帯電話でガンになる
［国際がん研究機関評価の分析］
電磁波問題市民研究会編著

四六判並製 二四〇頁 2000円

スマートホンの爆発的普及、全国的な携帯基地局の増加などにより、私たちの身の回りには電磁波が飛び交い、健康影響を訴える人達が急増している。本書はWHO評価の内容と意味を分析、携帯電話の電磁波の対処法を提起する。

生命（いのち）
［人体リサイクル時代を迎えて］
山口研一郎編著

A5判変並製 二五六頁 2400円

現代医療は、先端医学の発展で「生命の操作」にまで及び、「神」の領域に踏み込みつつある。本書は、五人の専門家が、現在置かれている生命の状況を踏まえ、医療のあり方、国や企業の動き、生命観、宗教観など社会の問題点を議論。

前立腺がん予防法
［正しい食事とライフスタイル］
東京管理職ユニオン編

A5判並製 一二八頁 1600円

男性に特有な悪性腫瘍、前立腺ガンが急増している。自覚症状の現れにくいこのがんは、生活習慣を見直し、食事療法をすれば予防可能です。本書は、がんの進行を抑え、免疫系を強化するなどの具体的対策をやさしく解説する。

職場いびり
［アメリカの現場から］
ノア・ダベンポート他著／アカデミックNPO訳

四六判上製 三二六頁 2400円

職場におけるいじめは、不況の中でますます増えてきている。欧米では「モビング」という言葉で、多角的に研究されている。本書は米国の職場いびりによって会社をやめざるをえなかった体験から問題を提議した基本図書です。

メンタルヘルスの労働相談
メンタル・ヘルスケア研究会著

四六判並製 二四四頁 1800円

サービス残業等の長時間労働、成果主義賃金により、職場いじめ、うつ、自殺者などが急増している。本書は、相談者に寄り添い、相談の仕方、会社との交渉、職場復帰、アフターケアなどを具体的に解説。相談マニュアルの決定版。